Ricette

AntiRughe

Alimenti, consigli e trucchi per ridurre e prevenire i segni del tempo e mantenere una pelle giovane, luminosa ed elastica

Nutritional Cooking Consultant

Indice

Introduzione: Un elisir di Bellezza Naturale per la Tua Pelle

Guardandoti allo specchio, noti i primi segni del tempo che passa? Piccole rughette intorno agli occhi, un incarnato meno luminoso, una perdita di tono ed elasticità? Non preoccuparti, è un processo naturale che accomuna tutti. Ma sapevi che il potere di rallentare questo processo e mantenere la tua pelle giovane e radiosa più a lungo risiede in gran parte nelle tue mani, o meglio, nel tuo piatto?

Oltre all'età che compare sulla carta d'identità, esiste un altro tipo di età: l'età corporea. Quest'età riflette lo stato di salute e benessere del nostro corpo (inclusa la pelle), e non sempre coincide con l'età biologica. Con ogni divisione cellulare, i telomeri, dei piccoli "cappucci" protettivi situati alle estremità dei cromosomi, si accorciano. Questo accorciamento è associato all'invecchiamento e all'aumento del rischio di malattie. Una cattiva alimentazione e uno stile di vita poco sano portano ad un accorciamento più rapido, facendo si che età biologica e fisica non coincido. Al contrario, uno stile di vita sano associato ad una buona alimentazione può rallentare il accorciamento dei telomeri e mantenere le cellule più giovani. Potresti addirittura arrivare ad avere un corpo più giovane della tua età anagrafica. Che te ne pare?

In questo libro, ti guiderò in un affascinante viaggio alla scoperta del legame profondo tra alimentazione e bellezza della pelle. Scoprirai come il cibo che scegli di mangiare ogni giorno può influenzare in modo significativo la salute, l'aspetto e la vitalità della tua pelle. Ti mostrerò anche come l'alimentazione e altri fattori dello stile di vita possono influenzare l'età corporea e aiutarti a mantenere la pelle giovane e radiosa più a lungo.

**Non si tratta di una dieta miracolosa o di proibizioni rigide, ma di
un percorso consapevole verso una nutrizione che nutre la tua
pelle dall'interno.** Imparerai a conoscere i nutrienti essenziali che donano
luminosità e giovinezza alla tua pelle, scoprirai quali cibi è meglio evitare e ti
guiderò nella scelta degli alimenti più benefici per la salute cutanea.

Oltre all'alimentazione, ti svelerò i segreti di uno stile di vita anti-rughe che
comprende sonno ristoratore, gestione dello stress, attività fisica regolare e
protezione solare adeguata. Insieme, questi elementi formeranno la tua
personale strategia di bellezza naturale, per una pelle radiosa e giovane più a
lungo.

**Sei pronta a risvegliare il potere anti-età che si nasconde nel tuo
piatto?** Inizia questo viaggio con me e scopri come trasformare la tua
alimentazione in un elisir di bellezza naturale per la tua pelle.

Capitolo 1: L'invecchiamento Cutaneo - Nemici e Alleati

I processi biologici alla base dell'invecchiamento della pelle

L'invecchiamento della pelle è un processo complesso e influenzato da diversi fattori, una serie di cambiamenti biologici a livello cellulare e dei tessuti. Tra i principali processi biologici alla base dell'invecchiamento cutaneo troviamo il rallentamento del rinnovamento cellulare.

Infatti, con l'avanzare dell'età, il processo di ricambio cellulare, che consente di eliminare le cellule vecchie e danneggiate e sostituirle con nuove, rallenta. Questo porta ad un accumulo di cellule senescenti nella pelle, che contribuiscono all'assottigliamento dell'epidermide, alla perdita di elasticità e alla comparsa di rughe.

Anche la degradazione del collagene e dell'elastina contribuiscono al processo di invecchiamento della pelle. Il collagene e l'elastina sono proteine essenziali che forniscono struttura e supporto alla pelle. Con l'età, la produzione di queste proteine diminuisce e la loro qualità si deteriora. Questo porta ad una perdita di tonicità ed elasticità della pelle, con la comparsa di rughe, cedimenti e rilassamento cutaneo.

Quando parliamo dell'invecchiamento della pelle non possiamo non trattare i danni ossidativi causati dai radicali liberi.

Immagina la tua pelle come un campo di fiori: con il tempo, alcuni fiori appassiscono e compaiono le prime erbacce. I radicali liberi sono come le erbacce: molecole instabili che con l'età si accumulano nella pelle, causando danni simili all'appassimento dei fiori.

Da dove arrivano? Dal sole perché i raggi UV ne accelerano la produzione. Dallo stress perché quando sei sotto stress, il tuo corpo li produce. Dal fumo perché le sigarette contengono sostanze che ne aumentano la produzione. Dall'inquinamento, infatti l'aria inquinata contiene sostanze che li possono generare.

Cosa fanno esattamente? Danneggiano le cellule della pelle, facendola invecchiare più velocemente.Causano la perdita di elasticità, favorendo la comparsa di rughe e cedimenti. Possono anche aumentare il rischio di malattie della pelle come il cancro. Nel corso del libro scoprirai come puoi combatterli scegliendo bene cosa mettere nel piatto.

Una parte della colpa dell'invecchiamento della pelle va anche alla riduzione della microcircolazione. La microcircolazione, il flusso sanguigno nei piccoli capillari della pelle, diminuisce con l'età. Questo riduce l'apporto di nutrienti e ossigeno alle cellule della pelle e contribuisce ad un incarnato più pallido, alla secchezza cutanea e alla comparsa di rughe sottili.

Infine, l'ultimo colpevole: le alterazioni ormonali. I cambiamenti ormonali, in particolare la diminuzione degli estrogeni in noi donne dopo la menopausa, possono influenzare la salute della pelle. Questo può portare a una riduzione della produzione di collagene e acido ialuronico, con conseguente assottigliamento della pelle, secchezza e comparsa di rughe.

Oltre a questi processi biologici intrinseci, l'invecchiamento della pelle è accelerato da fattori esterni come l'esposizione al sole, l'inquinamento atmosferico, il fumo, una dieta non equilibrata e lo stress.

Nei prossimi capitoli ti guiderò in un viaggio alla scoperta di come ciò che metti nel piatto può influire sulla qualità della tua pelle, mantenendola giovane, elastica e luminosa, rallentando l'insorgere delle rughe senza chirurgia o costosissime creme e sieri. Madre Natura ha creato tutto ciò ti serve per prenderti cura di te, devi solo iniziare a metterlo nel piatto.

Fattori esterni che rubano giovinezza alla tua pelle: come difendersi

Mentre il tempo che passa è un processo naturale che riguarda tutti, alcuni fattori esterni possono accelerare l'invecchiamento cutaneo, facendoti apparire e sentire più vecchia di quanto sei in realtà. Tra i principali nemici della pelle giovane troviamo: l'esposizione al sole, il fumo, lo stress, l'alcol e il sonno.

I raggi UV del sole sono la principale causa di invecchiamento cutaneo precoce. Penetrando nella pelle, danneggiano il collagene e l'elastina, le proteine che donano struttura e supporto alla pelle. Questo porta alla comparsa di rughe, linee sottili, macchie solari e perdita di elasticità.

Come puoi proteggerti? Usa la crema solare ogni giorno. Applica una crema solare ad ampio spettro con SPF 30 o superiore su tutte le aree esposte al sole 15 minuti prima dell'esposizione e riapplicarla ogni due ore, o più spesso se sudi o nuoti. Cerca l'ombra e limita l'esposizione al sole durante le ore più calde della giornata. Indossa indumenti protettivi per esempio un cappello a tesa larga, degli occhiali da sole e dei vestiti che coprano la pelle quando sei esposta troppo a lungo al sole.

Le sigarette contengono oltre 7.000 sostanze chimiche dannose per la pelle, tra cui nicotina, catrame e monossido di carbonio. Queste sostanze riducono il flusso sanguigno alla pelle, danneggiano il collagene e l'elastina e accelerano il processo di invecchiamento cutaneo. Il fumo aumenta anche il rischio di rughe, macchie scure e cancro della pelle.

Come puoi proteggerti? Semplice, smetti di fumare. Può sembrare difficile, ma ormai esistono molte risorse disponibili per aiutarti a smettere di fumare, come il Telefono Verde Fumo o il sito web dell'Istituto Superiore di Sanità. Potresti anche valutare un gruppo di supporto e unirti a un gruppo di persone che stanno cercando di smettere di fumare come te. Questo potrebbe fornirti sia supporto che motivazione. Potrebbe anche tornarti utile identificare i tuoi trigger, cioé capire cosa ti spinge a fumare? Una volta identificati puoi sviluppare strategie per evitarli e semplificare il tuo percorso.

Lo stress cronico può avere un impatto negativo sulla salute della pelle. Quando sei sotto stress, il tuo corpo produce l'ormone cortisolo, che può aumentare l'infiammazione e danneggiare la pelle. Lo stress può anche portare a disturbi del sonno, cattiva alimentazione e altri comportamenti che possono accelerare l'invecchiamento cutaneo.

Come gestire lo stress? Puoi provare con delle tecniche di rilassamento. Ne esistono molte e possono aiutarti in modo importante a ridurre lo stress, come yoga, meditazione o respirazione profonda. Anche fare attività fisica regolarmente é di enorme aiuto. L'esercizio fisico è, infatti, un ottimo modo per ridurre lo stress e migliorare il tuo umore. Cerca anche di dormire a sufficienza, tenendo che la maggior parte degli adulti ha bisogno di circa 7-8 ore di sonno a notte. Mangia cibi nutrienti perché questo può aiutarti a sentirti meglio sia fisicamente che mentalmente. Infine, se ti senti sopraffatto dallo stress, è importante parlare con qualcuno: un amico fidato, un familiare o un professionista della salute mentale.

L'alcol è un altro fattore esterno che può accelerare l'invecchiamento cutaneo e rappresenta un'aggiunta importante al discorso sui nemici della pelle giovane.

L'alcol è un diuretico, il che significa che aumenta la produzione di urina e può causare disidratazione. La pelle disidratata appare secca, ruvida e più incline alle rughe. Inoltre, l'alcol dilata i vasi sanguigni, causando un aumento del flusso sanguigno alla pelle. Questo può portare a rossore, capillari visibili e un colorito irregolare. Esso interferisce anche con la produzione di collagene ed elastina, le proteine che donano struttura e supporto alla pelle. Questo porta alla perdita di elasticità e alla comparsa di rughe.

Spesso l'alcol é causa infiammazione nella pelle e ciò può portare a rossore, gonfiore e acne. Infine, l'alcol interferisce con l'assorbimento di alcuni nutrienti essenziali per la salute della pelle, come la vitamina A, la vitamina C e lo zinco.

L'alcol può anche accelerare l'invecchiamento cutaneo in altri modi indiretti. per esempio, esso aumenta la produzione dei radicali liberi che, come abbiamo già accennato possono danneggiare le cellule della pelle. L'alcol interferisce con il sonno, che è a sua volta fondamentale per la salute della pelle. Le persone che bevono molto alcol hanno anche maggiori probabilità di fare scelte alimentari non salutari, che possono finisco anche inevitabilmente per danneggiare la pelle.

La mancanza di sonno è un altro fattore chiave che può accelerare l'invecchiamento cutaneo e rappresenta un'aggiunta importante alla lista dei "nemici" della pelle giovane.

Durante il sonno, il corpo ripara e rigenera i tessuti, compresa la pelle. La mancanza di sonno interrompe questo processo, portando a una diminuzione della produzione di collagene ed elastina, che come già detto sono le proteine che donano struttura e supporto alla pelle. Questo si traduce in una pelle più sottile, con rughe e linee sottili più evidenti. Inoltre, la mancanza di sonno può causare un aumento dei livelli di cortisolo, l'ormone dello stress che può infiammare la pelle. L'infiammazione cronica può anche portare a una serie di problemi cutanei, come acne, rosacea e psoriasi.

Quando sei stanca, il tuo corpo trattiene più liquidi, che possono accumularsi sotto gli occhi e causare gonfiore e occhiaie. La mancanza di sonno può anche rendere le occhiaie più scure a causa della dilatazione dei vasi sanguigni nella zona. La mancanza di sonno può rallentare la guarigione delle ferite, anche quelle causate da brufoli o piccoli tagli. Questo perché il sonno è importante per la riparazione dei tessuti. Infine, la mancanza di sonno può rendere la tua pelle più pallida, secca e con un aspetto stanco e spento.

Insomma, la tua pelle è lo specchio della tua salute e del tuo benessere. Prenditi cura di essa e vedrai la differenza! Nei prossimi capitoli scopriremo insieme come.

Il ruolo dell'alimentazione nella salute e bellezza della pelle: Nutrirsi bene per una pelle più giovane

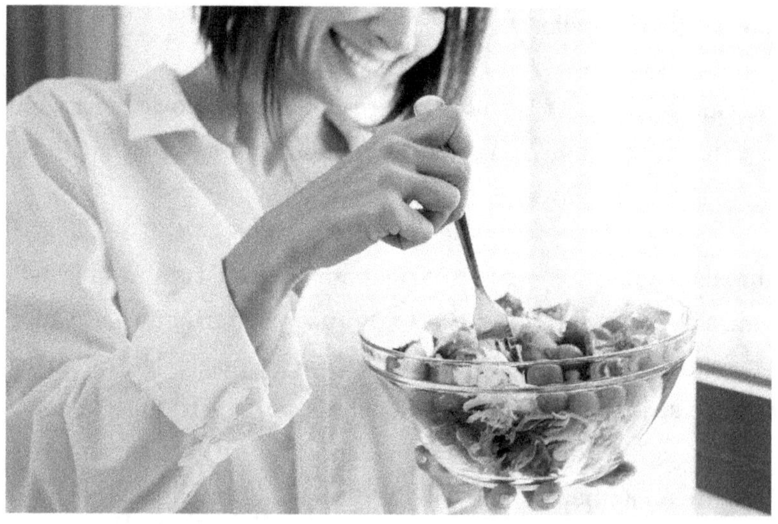

L'alimentazione gioca un ruolo fondamentale nella salute e nella bellezza della pelle. Proprio come un'auto ha bisogno del carburante giusto per funzionare al meglio, la nostra pelle necessita di nutrienti specifici per rimanere sana, elastica e luminosa.

Quindi, vediamo insieme perché un'alimentazione corretta è tanto importante per la pelle. Innanzitutto perché, come introdotto nel paragrafo precedente, fornisce appunto i nutrienti essenziali. La pelle, come tutti gli organi del corpo, necessita di nutrienti specifici per funzionare correttamente. Questi nutrienti includono vitamine, minerali, antiossidanti e acidi grassi essenziali. Migliore é l'integrazione di questi elementi fondamentali e migliore sarà l'aspetto della tua pelle. Può sembrare strano e forse banale, ma con i cibi industrializzati sempre più abbondanti sulle nostre tavole, sono quasi sempre così privi di questi nutrienti. Aggiungendo alcuni cibi mirati nei tuoi piatti e in ciò che mangi ogni giorno, può fare una differenza visibile in poco tempo.

Un'alimentazione studiata per mantenere più giovane la tua pelle si occupa anche di combattere i radicali liberi. Ne abbiamo discusso all'inizio del capitolo, i radicali liberi sono i principali responsabile del processo di invecchiamento. Sono molecole instabili che possono danneggiare le cellule della pelle, causando rughe, macchie e altri segni dell'invecchiamento. Un'alimentazione ricca di antiossidanti aiuta a neutralizzare i radicali liberi e proteggere la pelle dai danni.

Una buona alimentazione promuove anche la produzione di collagene. Il collagene, come introdotto all'inizio del capitolo, è una proteina che dona struttura e supporto alla pelle. Un'alimentazione adeguata può aiutare a stimolare la produzione di collagene, mantenendo la pelle più elastica e tonica.

Un'alimentazione sana, ricca di frutta e verdura ci aiuta anche a mantenere la pelle idrata dall'interno. Bere molta acqua è fondamentale per mantenere la pelle idratata e sana. L'acqua aiuta a riempire le cellule della pelle e a mantenerle elastiche. Lo stesso avviene grazie all'acqua contenuta in frutta e verdura.

Quindi ora ti starai chiedendo quali sono gli alimenti migliori per una pelle sana. Questo é proprio il punto di questo libro. Ora ti accennerò in modo generico quali categorie di alimenti sono utili e a che scopo. Nei prossimi capitoli andremo sempre più in profondità con singoli alimenti, ricette e benefici che puoi aspettarti da ogni scelta alimentare che farai, così potrai disegnare una routine alimentare su misura per la tua pelle e per i risultati che vuoi vedere per primi.

Primi fra tutti gli alimenti per mantenere la pelle giovane e bella troviamo la frutta e la verdura. Sono ricche di vitamine, minerali e antiossidanti, che sono essenziali per la salute della pelle, come abbiamo stabilito nei paragrafi precedenti. In particolare, sono consigliati agrumi (fonte di vitamina C), frutti di bosco (ricchi di antiossidanti), pomodori (contengono licopene, un potente antiossidante) e verdure a foglia verde (fonte di vitamina A e C).

Poi ci sono i cereali integrali. Forniscono fibre, importanti per la salute dell'intestino, che a sua volta si riflette sulla pelle. Inoltre, contengono vitamine del gruppo B, essenziali per il metabolismo cellulare. Seguono i Legumi, ricchi di proteine, fibre e minerali, anch'essi fonte di nutrienti essenziali per la pelle.

Sono utilissime anche le noci e semi. Contengono omega-3, vitamina E e zinco, tutti nutrienti importanti per la salute della pelle. Infine, l'olio d'oliva ricco di antiossidanti e vitamina E che aiuta a proteggere la pelle dai danni e a mantenerla idratata. Come vedi sono praticamente tutti alimenti di origine vegetale.

C'é una categoria di origine animale che può portare benefici alla pelle, ma ha alcuni svantaggi ad altri livelli. Si tratta del pesce grasso. Il salmone, lo sgombro e le sardine sono ricchi di omega-3, acidi grassi essenziali che aiutano a mantenere la pelle idratata e proteggono dai danni infiammatori. Tuttavia, la maggior parte di quelli in commercio proviene da allevamenti dove i pesci vengono nutriti con mangimi artificiali e molti antibiotici e consumandoli finiamo per ingerire anche noi i risultati della loro alimentazione. Si tratta di una scelta personale, ma visto che le fonti di omega-3 sono svariate, io preferisco attenermi a noci, semi e alghe per evitare il grasso in eccesso generato dai mangimi e gli antibiotici destinati ai pesci che danneggiano i batteri buoni e utilissimi dell'intestino.

Quando parliamo di pelle e alimentazione, non possiamo limitarci a parlare di cosa mangiare, ma é anche fondamentale affrontare cosa è importante evitare. Primo tra tutti gli alimenti da evitare c'é lo zucchero e poi i cibi raffinati. Il consumo eccessivo di zucchero può portare alla formazione di rughe e alla perdita di elasticità della pelle. I cibi raffinati, come pane bianco e pasta bianca, hanno un basso contenuto di nutrienti e possono infiammare la pelle.

Seguono i cibi ricchi di grassi saturi e trans. Infatti, questi grassi possono aumentare l'infiammazione e accelerare l'invecchiamento cutaneo. Lo stesso vale per la carne rossa. Il consumo eccessivo di carne rossa può aumentare il rischio di infiammazione e quindi di danni alla pelle.

Anche l'alcol, che é ovviamente una bevanda, ma considero il bere parte integrante dell'alimentazione, non va bene per mantenere la pelle bella e giovane. Danneggia i vasi sanguigni e riduce il flusso di ossigeno alla pelle, accelerando l'invecchiamento cutaneo.

L'alimentazione è solo uno dei fattori che influenzano la salute della tua pelle, ma é quello assolutamente fondamentale, che sta alla base di tutto. È poi importante che tu segua uno stile di vita sano che includa anche sonno adeguato, esercizio fisico e protezione dal sole. Vista l'importanza anche di questi elementi, dedicherò loro uno spazio di approfondimento più avanti nel libro.

Quindi, con un'alimentazione ricca di nutrienti e uno stile di vita sano, è possibile rallentare l'invecchiamento cutaneo e mantenere la pelle più giovane, sana e radiosa. Se sei pronta a partire, vediamo come.

Capitolo 2: I Nutrienti Essenziali per una Pelle Giovane e Splendente

Gli antiossidanti: Scudi potenti contro i radicali liberi

Come abbiamo già discusso diverse volte nel capitolo precedente, gli antiossidanti sono molecole che combattono i radicali liberi, causa dell'invecchiamento. Proprio come uno scudo protettivo, gli antiossidanti difendono la pelle dai danni e aiutano a mantenerla giovane e sana.

Vediamo insieme quali sono le principali fonti alimentari di antiossidanti e come identificare in modo facile e veloce le fonti migliori.

La più eccellente fonte di antiossidanti é data dalla frutta e dalla verdura. Le più importanti fonti di antiossidanti che ci arrivano da frutta e verdura sono la vitamina C, la vitamina E, il beta-carotene e polifenoli. Vediamo un po' dove puoi trovare abbondanza di ciascuno di essi.

Gli agrumi, come arance, limoni e pompelmi sono fonte di vitamina C. I frutti di bosco, come i mirtilli, le fragole e i lamponi sono ricchi di antocianine e altri polifenoli. I pomodori, invece, contengono licopene che é un potentissimo antiossidante. Infine, le verdure a foglia verde, come i broccoli, gli spinaci e il cavolo nero sono fonte di vitamina A e C.

Dopo la frutta e la verdura troviamo due bevande che ci permettono di fare scorta di antiossidanti: il tè verde e il karkadè, cioè il tè di fiori di ibisco. Il tè verde é ricco di catechine che sono dei polifenoli con potenti proprietà antiossidanti. La qualità migliore da usare per contenuto di antiossidanti é il matcha, perché si ingerisce l'intera foglia finemente tritata e non si filtra.

Mentre nelle altre versioni di tè verde la foglia si scarta nella filtrazione e con essa si scartano una parte di antiossidanti. Il karkadè, invece, contiene la cianidina, che fa parte della famiglia degli antociani, anch'essi potenti antiossidanti.

Anche il cioccolato fondente contiene antiossidanti benefici per la salute della pelle chiamati flavonoidi. E in ultimo, ma non per importanza, le noci e i semi come le mandorle, le noci o i semi di lino molto ricchi di vitamina E.

Se hai letto con attenzione questa lista, dovrebbe esserti balzato all'occhio che la maggior parte degli alimenti che la compongono sono caratterizzati da colori brillanti e vivaci. Il rosso dei frutti di bosco, dei pomodori o del karkadè, il giallo e l'arancione degli agrumi, il verde intenso e brillante delle verdure a foglia verde o del tè verde. Più un alimento é colorato e più é ricco di antiossidanti. Ovviamente, parliamo di alimenti integrali provenienti dal mondo vegetale e non di cibi processati e artificialmente colorati. Il tuo scopo dovrebbe essere riempire il piatto con la gamma più vasta possibile di colori perché più colori vibranti ci sono, maggiore sarà la varietà di fitonutrienti benefici che stai assumendo.

Cosa intendo? Se devi scegliere tra una mela rossa e una ciotola di frutti di bosco, ovviamente frutti di bosco. Se devi scegliere tra una mela e un pacchetto di patatine, meglio ovviamente la mela, conservando possibilmente la buccia perché é lì, in quella parte colorata, che stanno gli antiossidanti. Se devi scegliere tra un'insalata di cavolo bianco e una di cavolo rosso, di certo vince il cavolo rosso. Mentre se la scelta é tra anellini di cipolla fritti e insalata di cavolo bianco, di certo meglio il cavolo bianco.

Esploriamo insieme i colori del benessere, giusto per avere un'idea chiara di cosa mettere nel carrello della spesa per avere una scorta eccellente di antiossidanti. L'idea di base é che più vai verso il bianco e meno antiossidanti sono contenuti, più colore c'é più ce ne sono. E quali sono questi colori?

- **_Rosso:_** pomodori, peperoni, fragole, ciliegie. Questi alimenti sono ricchi di licopene e antocianine.

- **_Giallo-arancio:_** carote, arance, melone, mango. Il loro colore solare è dovuto ai carotenoidi, precursori della vitamina A.

- **_Verde scuro:_** broccoli, spinaci, kiwi, avocado. La clorofilla, il pigmento che dona il colore verde, ha proprietà antiossidanti e antinfiammatorie. Inoltre, questi alimenti sono ricchi di vitamina C.

- **_Blu-viola:_** mirtilli, melanzane, cavolo rosso, prugne. Questi frutti e verdure contengono antocianine, potenti antiossidanti.

Quindi, più colore, più salute! Non dimenticare mai che la varietà è la chiave. Non aver paura di sperimentare nuovi sapori e colori nel tuo piatto. Il tuo corpo e la tua pelle ti ringrazieranno per questo arcobaleno di benessere!

Gli antiossidanti non si limitano a neutralizzare i radicali liberi, legandosi ad essi, rendendoli innocui e impedendogli di danneggiare le cellule della pelle, ma agiscono in diversi modi per proteggere la pelle. Per esempio, riducono l'infiammazione. L'infiammazione cronica, infatti, può accelerare l'invecchiamento cutaneo. Gli antiossidanti hanno proprietà antinfiammatorie che aiutano a proteggere la pelle dai danni infiammatori. Inoltre, stimolano la produzione di collagene, mantenendo la pelle elastica e tonica.

Prima di procedere con l'analisi dei vari antiossidanti vorrei che comprendessi davvero il loro ruolo fondamentale per mantenere la tua pelle giovane e bella (e non solo la pelle, ma ne beneficerà tutto il tuo corpo).

É quindi fondamentale che da ora in poi la tua alimentazione sia ricca di antiossidanti rispettando tre criteri di base: varietà, stagionalità e equilibrio. Scegli frutta e verdura di diversi colori per assumere una vasta gamma di antiossidanti. Se puoi, prediligi prodotti freschi e di stagione che ti aiuteranno ulteriormente a variare, perché scegliere frutta e verdura di stagione significa consumare prodotti più freschi, saporiti e ancora più ricchi di nutrienti. Infine, integra i tuoi cibi ricchi di antiossidanti all'interno di un regime alimentare sano e completo.

So che questo capitolo non é pratico e che le nozioni contenute possono sembrarti un po' noiose, cercherò di tenerlo breve. Vorrei però che non lo saltassi perché queste informazioni ti permettono di capire davvero come il cibo influisce sull'aspetto della tua pelle e sul tuo benessere in bene e in male. E queste informazioni saranno la leva che ti spingerà a cucinare e mangiare quello che vedremo nei prossimi capitoli perché sarai consapevole dell'effetto che avrà sulla tua pelle ogni cibo che infilzerai con la tua forchetta.

Vediamo brevemente insieme le top 3 categorie di antiossidanti per mantenere la tua pelle giovane e tonica e evitare rughe e rilassamenti indesiderati.

Vitamina C: Il booster di collagene e combattente delle rughe

La Vitamina C é un alleato prezioso per la tua pelle. Nota anche come acido ascorbico, è un nutriente essenziale che svolge un ruolo fondamentale nella salute e nella bellezza della pelle. É un potente antiossidante in grado di neutralizzare i radicali liberi e riduce l'infiammazione cronica che può causare danni al collagene e portare alla formazione di rughe. Ha anche proprietà antinfiammatorie che aiutano a proteggere la pelle dai danni infiammatori.

La vitamina C è essenziale per la sintesi del collagene, la proteina che dona struttura e supporto alla pelle. Un adeguato apporto di vitamina C aiuta a mantenere la tua pelle elastica e tonica, contrastando la comparsa di rughe e linee sottili. Inoltre, aiuta a proteggere il collagene già presente nella pelle dai danni causati dai radicali liberi e dall'esposizione al sole. Quindi, come puoi vedere, é una potentissima alleata della tua pelle. Ma i suoi benefici non finisco qui!

La vitamina C aiuta a illuminare l'incarnato e a ridurre le macchie scure, donando alla pelle un aspetto più sano e uniforme. Essendo coinvolta nella produzione del collagene é essenziale per la guarigione delle ferite. Un adeguato apporto di vitamina C può aiutare a velocizzare il processo di guarigione e a ridurre i segni e le cicatrici. Per ferite si intendono anche i brufolini che tormentiamo e facciamo sanguinare e che lasciano le loro crosticine in bella mostra. Quelle piccole ferite, se non rimarginate correttamente lasciano sulla pelle segni sgradevoli al pari delle rughe. Con l'avanzare dell'età, questi processi di guarigione rallentano e il consumo abbondante di alimenti che la contengono diventa cruciale.

Quindi, cosa mettere nel carrello della spesa per avere sempre in casa una scorta abbondante di alimenti ricchi di vitamina C da aggiungere ai tuoi piatti e ai tuoi pasti?

- **Agrumi:** arance, limoni, pompelmi, mandarini

- **Frutti di bosco:** fragole, lamponi, mirtilli

- **Peperoni:** rossi e verdi

- **Kiwi:** un vero concentrato di vitamina C!

- **Broccoli:** un ortaggio a foglia verde ricco di nutrienti

- **Papaya:** un frutto tropicale ricco di vitamina C e beta-carotene

Per sfruttare al meglio i benefici della vitamina C sulla pelle, il consiglio pratico che posso darti per integrarla nella tua routine quotidiana é di fare il pieno quotidianamente di frutta e verdura fresche. Assicurati di consumare porzioni generose di frutta e verdura ogni singolo giorno, dando priorità alle varietà ricche di vitamina C elencate poco fa, come agrumi (arance, limoni, pompelmi), frutti di bosco (fragole, lamponi, mirtilli), peperoni (rossi e verdi), kiwi e broccoli. Questi alimenti non solo ti forniscono la vitamina C necessaria, ma anche altre vitamine, minerali e fibre essenziali che ti saranno utilissimi per il benessere generale. Bella e in forma con un solo gesto. Un'ultima raccomandazione. Se decidi di cuocere frutta e verdura, prediligi metodi di cottura gentili e delicati come la cottura a vapore o al microonde. Questi metodi preservano meglio la vitamina C rispetto alla bollitura o alla frittura.

Vitamina E: Protegge le cellule e mantiene l'elasticità della pelle

La Vitamina E é un elisir di giovinezza per la tua pelle é conosciuta anche come tocoferolo ed è un nutriente essenziale che svolge un ruolo fondamentale nella salute e nella bellezza della tua pelle. Essa infatti aiuta a proteggere le membrane cellulari dai danni ossidativi causati dai radicali liberi, mantenendo la pelle sana e funzionale ed è un potente antiossidante in grado di neutralizzare i radicali liberi.

Ha anche il potere di mantenere l'elasticità della pelle perché aiuta a rafforzare le fibre di collagene, la proteina che dona struttura e supporto alla pelle. Questo aiuta a mantenere la pelle elastica e tonica, contrastando la comparsa di rughe e linee sottili. Inoltre, riduce la perdita di idratazione dalla pelle, mantenendola morbida e idratata. Ma i suoi benefici non finiscono qui!

La vitamina E aiuta a proteggere la pelle dai danni causati dai raggi UV del sole, una delle principali cause di invecchiamento precoce e rughe. Ha proprietà antinfiammatorie che possono aiutare a ridurre l'infiammazione

della pelle, utile in caso di acne o altre condizioni infiammatorie ed è
coinvolta nella guarigione delle ferite. Un adeguato apporto di vitamina E
può aiutare a velocizzare il processo di guarigione e a ridurre le cicatrici.

Quindi, quali alimenti mettere nel carrello della spesa per non rimanere mai
senza questa preziosa alleata in cucina?

- ***Oli vegetali:*** olio d'oliva, olio di girasole, olio di mais

- ***Frutta secca e semi:*** mandorle, noci, semi di girasole

- ***Verdure a foglia verde:*** spinaci, broccoli, cavoli

- ***Pesce:*** salmone, sgombro, trota

- ***Uova:*** un alimento ricco di nutrienti, tra cui la vitamina E

Le mandorle: Un elisir di giovinezza contro le rughe

Tra i doni della natura, le mandorle si distinguono come un vero e proprio
superfood per la bellezza. Grazie al loro elevato contenuto di vitamina E, un
potente antiossidante, questi frutti oleosi sono un alleato prezioso per
contrastare i segni del tempo e mantenere una pelle giovane e radiosa.

Diversi studi, tra cui uno citato nel libro "How Not to Die" del dottor Greger,
hanno evidenziato come il consumo quotidiano di mandorle possa
addirittura ridurre la profondità delle rughe esistenti. Questo effetto benefico
è dovuto alla vitamina E, che combatte i radicali liberi, protegge le cellule dai
danni e favorisce la produzione di collagene, la proteina che dona elasticità e
tono alla pelle.

Per godere appieno dei benefici delle mandorle contro le rughe, si consiglia di consumarne una manciata, circa 30 grammi, ogni giorno. Possono essere gustate come snack, aggiunte a yogurt, muesli o insalate, oppure utilizzate per preparare pesto, salse o tritarle per dare consistenza a impasti.

Oltre alla vitamina E, le mandorle sono ricche di altri nutrienti preziosi per la salute della pelle, come grassi monoinsaturi e polinsaturi, fibre, proteine, minerali e vitamine. Integrare le mandorle nella propria dieta rappresenta quindi un modo semplice e gustoso per prendersi cura della propria bellezza e rallentare i segni dell'invecchiamento cutaneo.

Ecco alcuni consigli pratici per integrare facilmente la vitamina E nella tua cucina e nella tua routine alimentare.

Snack salutari e gustosi: La frutta secca e i semi sono snack ideali, salutari e gustosi, per integrare la vitamina E durante la giornata. Consumali aggiungendoli allo yogurt, ai muesli, facendo in casa delle deliziose barrette o semplicemente gustali da soli.

Utilizza oli vegetali ricchi di vitamina E per cucinare o condire le tue insalate. L'olio d'oliva, in particolare, è un'ottima scelta per esaltare il sapore dei tuoi piatti e allo stesso tempo assorbire nutrienti preziosi per la tua pelle. Anche i burri e le paste fatti dalla frutta secca sono ottimi per cucinare o condire i tuoi piatti, in particolar modo se li prepari in casa, controllando ogni singolo ingrediente. I miei preferiti sono burro d'arachidi o semi di lino per i piatti salati e burro di mandorle per i dolci e la frutta. Ne parleremo meglio nel capitolo dedicato alle ricette.

Un'ultima raccomandazione. Gli oli vegetali sono sensibili alla luce e al calore. Conservali in un luogo fresco e buio, preferibilmente in una bottiglia di vetro scuro, per evitare che si deteriorino e perdano le loro proprietà benefiche.

Questi cibi non solo ti forniscono la vitamina E necessaria a mantenere una pelle radiosa, elastica e giovane più a lungo, ma anche altre vitamine, minerali e fibre essenziali per il tuo benessere generale. Insomma, più bella e più in forma in un colpo solo.

Beta-carotene: Un alleato contro l'infiammazione e l'invecchiamento precoce

Il Beta-carotene é un potente alleato per la tua pelle. É un pigmento vegetale appartenente alla famiglia dei carotenoidi, precursori della vitamina A. Oltre al suo ruolo essenziale per la vista, il beta-carotene vanta numerose proprietà benefiche per la salute e la bellezza della pelle. É un potente antiossidante che neutralizza i radicali liberi ha proprietà antinfiammatorie che aiutano a proteggere la pelle dai danni che l'infiammazione cronica può causare al collagene e che portano alla formazione di rughe.

Ma il beneficio principale del beta-carotene é che aiuta a stimolare la produzione di melanina, il pigmento che protegge la pelle dai danni dei raggi UV del sole. Questo può aiutare a prevenire scottature solari, eritemi e invecchiamento precoce. Alcuni studi suggeriscono che un consumo elevato di beta-carotene possa addirittura ridurre il rischio di cancro della pelle.

Il beta-carotene è anche coinvolto nella produzione del collagene, di cui abbiamo già più volte discusso il ruolo strutturale per mantenere una pelle giovane, soda e senza rughe. Grazie a questo coinvolgimento nella produzione del collagene un adeguato apporto di beta-carotene aiuta a velocizzare il processo di guarigione della pelle e a ridurre le rughe e le cicatrici. Esso aiuta anche a mantenere la pelle idratata e morbida, contrastando la secchezza e la disidratazione.

Quindi, quali alimenti mettere nel carrello della spesa per non restare mai senza ingredienti ricchi di beta-carotene?

- **Carote:** un vero concentrato di beta-carotene!

- **Patate dolci:** ricche di beta-carotene e di altri nutrienti benefici.

- **Zucca:** un ortaggio versatile e ricco di beta-carotene.

- **Spinaci:** oltre al beta-carotene, contengono anche altre vitamine e minerali importanti.

- **Albicocche:** un frutto estivo ricco di beta-carotene e di fibre.

- **Melone:** un frutto rinfrescante e ricco di beta-carotene.

Il consiglio principale che posso darti per integrare tanti alimenti ricchi di beta-carotene nei tuoi piatti e nella tuo routine alimentare é quello di scegliere cibi di colore arancione, giallo e verde scuro, che sono generalmente i più ricchi di beta-carotene. Cerca anche di cuocere i cibi con metodi che preservano il beta-carotene, come la cottura a vapore o al microonde. Infine, consumare il beta-carotene insieme a grassi sani per favorirne l'assorbimento.

Acidi grassi omega-3: Nutrimento e idratazione per una pelle sana

Gli acidi grassi omega-3 sono letteralmente un elisir di giovinezza e idratazione per la tua pelle. Sono infatti nutrienti essenziali che svolgono un ruolo fondamentale nella salute e nella bellezza della pelle. Assumerli in quantità adeguate, soprattutto di origine vegetale come quelli contenuti nelle alghe, può apportare numerosi benefici per mantenere una pelle giovane, sana e idratata, contrastando i segni del tempo e migliorando le condizioni di una pelle non al top.

Gli omega-3 aiutano a mantenere l'elasticità e l'idratazione della pelle, contrastando la secchezza e la disidratazione. Questo è dovuto alla loro capacità di rafforzare la barriera cutanea, che impedisce la perdita di acqua e mantiene la pelle morbida e idratata. Hanno proprietà antinfiammatorie che aiutano a ridurre l'infiammazione e a proteggere la pelle dai danni. Aiutano a proteggere la pelle dai danni dei raggi UV del sole, una delle principali cause di invecchiamento precoce e rughe.

Gli omega-3 sono inoltre coinvolti nella produzione del collagene, che come già detto é una proteina essenziale per la struttura della pelle e la guarigione delle ferite. Un adeguato apporto di omega-3 può aiutare a velocizzare il processo di guarigione e a ridurre le cicatrici, ma anche a rassodare e dare più struttura a una pelle rilassata. Aiutano anche a neutralizzare i radicali liberi, che come ampiamente ripetuto sono i principali responsabili dell'invecchiamento e accelerano l'invecchiamento cutaneo.

Le fonti alimentari di omega-3 sono molte, ma quelle che ritengo migliori e più adeguate a favorire una pelle bella, giovane e luminosa sono quelli di origine vegetale. quindi vediamo quali sono i migliori che non devono mai mancare nel tuo carrello della spesa e così da poterli usare nei tuoi piatti.

- **Alghe:** Le alghe sono una fonte eccellente di omega-3 di origine vegetale. In particolare, l'alga chlorella e l'alga spirulina sono ricche di acido alfa-linolenico (ALA), un tipo di omega-3.

- **Semi di chia:** I semi di chia sono un'altra ottima fonte di ALA.

- **Noci:** Le noci sono ricche di acido alfa-linolenico (ALA) e di acido grasso omega-6.

- **Olio di semi di lino:** L'olio di semi di lino è ricco di acido alfa-linolenico (ALA).

- ***Avocado:*** In 100 grammi di avocado troviamo circa 0,15 grammi di omega-3 ALA

Qui non posso non condividere un piccolo segreto di bellezza, una pratica quotidiana nella mia routine alimentare dedicata alla bellezza: parlo dei semi di lino.

I semi di lino, piccoli scrigni di nutrienti, si distinguono come un vero e proprio superfood per la salute e la bellezza. Il loro consumo regolare, soprattutto se tritati, apporta numerosi benefici all'organismo, in particolare alla pelle.

Perché è importante tritarli? La dura scorza dei semi di lino ne ostacola la digestione e l'assorbimento dei nutrienti. Tritandoli, si rende il loro contenuto più accessibile all'organismo, massimizzandone i benefici.

Un cucchiaio di semi di lino tritati al giorno, come suggerito dal dottor Greger nel suo libro "How Not to Die", può fare la differenza per la tua salute e la tua bellezza. Ecco alcuni dei benefici che puoi ottenere:

- ***Pelle più sana e idratata:*** I semi di lino sono ricchi di omega-3, acidi grassi essenziali che combattono l'infiammazione e favoriscono l'elasticità cutanea, contrastando rughe e secchezza.

- ***Capelli più forti e lucenti:*** Gli omega-3 nutrono i follicoli piliferi, promuovendo la crescita di capelli forti e sani, combattendo la caduta e donando lucentezza.

- ***Digestione migliorata:*** I semi di lino sono un'ottima fonte di fibre, che regolano il transito intestinale e favoriscono una digestione sana.

- ***Colesterolo sotto controllo:*** Le fibre e gli omega-3 contenuti nei semi di lino aiutano a ridurre i livelli di colesterolo LDL ("cattivo"), favorendo la salute cardiovascolare.

- ***Sistema immunitario rinforzato:*** I semi di lino sono ricchi di lignani, composti vegetali con proprietà antiossidanti e antinfiammatorie che rafforzano il sistema immunitario.

Integrare i semi di lino tritati nella tua dieta è semplice e gustoso. Puoi aggiungerli a yogurt, frullati, muesli, zuppe o utilizzarli per preparare pane, focacce o crackers fatti in casa. A me piace il loro gusto, quindi li consumo così. E non preoccuparti di doverli tritare ogni giorno. Puoi preparane una discreta quantità e non si deteriorano anche per un paio di settimane.

Il mio consiglio? Consuma un cucchiaio di semi di lino tritati ogni giorno. Noterai presto i benefici sulla tua pelle, sui tuoi capelli e sul tuo benessere generale.

Qual'é il metodo migliore per integrare gli omega-3 nella tua cucina?

Puoi integrare le alghe nei tuoi frullati o succhi, puoi aggiungerle alle tue zuppe e non dimentichiamoci l'alga intorno al sushi. Vanno bene anche consumate in polvere o, se proprio non ti piacciono, potresti optare per un integratore, dopo aver consultato il tuo medico.

I semi e la frutta secca a guscio sono probabilmente il metodo più semplice e adatto ad un numero più ampio di palati. Possono essere consumati come snack, aggiunti a insalate yogurt o muesli oppure inseriti all'interno di barrette o biscotti fatti in casa.

Infine, puoi utilizzare l'olio di semi di lino per condire insalate, piatti vari o per preparare salse.

EPA e DHA: I tuoi alleati vegetali per una pelle giovane e radiosa

Immagina gli omega-3 come una squadra di supereroi che combattono per la salute del tuo corpo. Tra questi, EPA (acido eicosapentaenoico) e DHA (acido docosaesaenoico) sono i due più potenti quando si tratta di proteggere e migliorare la tua pelle.

Pensa a loro come a due specialisti. EPA é il pompiere del team. Combatte l'infiammazione, uno dei principali nemici della pelle giovane e radiosa. Meno infiammazione significa meno rughe, acne e irritazioni. DHA é il costruttore del team. Rafforza la barriera cutanea, la tua prima linea di difesa contro gli agenti esterni. Pelle più resistente significa meno secchezza, sensibilità e danni dai raggi UV.

Entrambi, EPA e DHA, lavorano insieme per mantenere la pelle idratata e morbida, come una spugna che assorbe e trattiene l'acqua, donando alla tua pelle un aspetto elastico e tonico. Per favorire la rigenerazione cellulare e stimolare la produzione di collagene, infatti accelerano il processo di rinnovamento della pelle, per un incarnato più luminoso e uniforme. Per proteggere dai danni del sole, visto che combattono i radicali liberi generati dai raggi UV, responsabili dell'invecchiamento precoce e delle macchie della tua pelle. E infine, per ridurre l'infiammazione contrastandola, sconfiggendo così una delle principali cause di invecchiamento cutaneo e formazione di rughe.

Le migliori fonti di EPA e DHA per la tua pelle sono quelle di origine vegetale. Quindi, quello che non dovrebbe mai mancare nel tuo carrello della spesa e nei tuoi piatti é un po' quello che ci siamo già dette quando abbiamo discusso gli omega-3 più in generale:

- *Alghe:* Le alghe, in particolare la microalga Schizochytrium sp., sono una fonte eccellente di EPA e DHA di origine vegetale.

- *Olio di semi di lino:* L'olio di semi di lino è ricco di ALA (acido alfa-linolenico), che il corpo può convertire in EPA e DHA in piccole quantità.

- *Noci:* Le noci, in particolare le noci inglesi, contengono piccole quantità di EPA e DHA.

- *Semi di chia:* I semi di chia contengono ALA e piccole quantità di EPA e DHA.

Anche i consigli per il consumo restano un po' quelli già accennati prima, ma ripetiamoli che non fa mai male. Integra le alghe nella tua dieta. Puoi consumarle in polvere o aggiunte a frullati, yogurt, insalate, sushi o zuppe. Cerca di consumare regolarmente olio di semi di lino, noci e semi di chia. Questi alimenti possono essere consumati come snack, aggiunti a yogurt, muesli o insalate, quindi é davvero facile integrarli nei tuoi pasti e piatti e iniziare a godere dei risultati. Per implementare ulteriormente e il modo facile il loro consumo in cucina usa l'olio di semi di lino per condire i tuoi piatti, le tue insalate o per preparare gustose salse.

ALA: Il precursore degli omega-3 a catena lunga per una pelle giovane e radiosa

L'acido alfa-linolenico (ALA) è un acido grasso omega-3 essenziale che, seppur non direttamente assimilabile dal corpo come EPA e DHA, rappresenta il loro precursore, ovvero la base da cui l'organismo può sintetizzarli. Assumere ALA attraverso la dieta è quindi fondamentale per mantenere una pelle giovane e sana, contrastando i segni del tempo e migliorando le condizioni di una pelle non al top.

Le proprietà benefiche per la pelle sono un po' quelle che abbiamo discusso finora in questo capitolo. Le rivediamo velocemente giusto per sottolinearne l'importanza. L'ALA riduce e contrasta l'infiammazione, sconfiggendo così una delle principali cause di invecchiamento cutaneo e formazione di rughe. Migliora l'elasticità e la tonicità della tua pelle grazie alla sua capacità di rafforzare la barriera cutanea e di stimolare la produzione di collagene. Aiuta a mantenere l'idratazione della pelle, contrastando la secchezza e la disidratazione. Protegge la pelle dai danni dei raggi UV del sole, una delle principali cause di invecchiamento precoce e rughe.Infine, le sue proprietà antinfiammatorie possono aiutare a ridurre l'infiammazione associata all'acne e a migliorare in generale l'aspetto della tua pelle.

Le migliori fonti di ALA per la tua pelle sono ancora una volta quelle vegetali. In particolare:

- ***Semi di lino:*** I semi di lino sono la fonte vegetale più ricca di ALA, con circa 20 grammi per 100 grammi di prodotto. Sono un ottimo condimento per insalate, yogurt o cereali.

- ***Semi di chia:*** I semi di chia contengono circa 17 grammi di ALA per 100 grammi di prodotto. Possono essere consumati crudi, aggiunti a frullati o yogurt, oppure utilizzati per preparare budini o gelatine vegetali.

- ***Olio di canola:*** L'olio di canola è un olio vegetale ricco di ALA, con circa 2,2 grammi per 100 grammi di prodotto. È un olio versatile che può essere utilizzato per cucinare, saltare in padella o condire insalate. (Lo menziono per dovere di cronaca, ma non é un ingrediente che uso nella mia cucina)

- ***Noci:*** Le noci, oltre ad essere una buona fonte di proteine e fibre, contengono circa 2,5 grammi di ALA per 100 grammi di prodotto. Sono uno snack sano e nutriente che può essere consumato da solo o aggiunto a muesli o yogurt.

- ***Soia:*** La soia e i suoi derivati, come il tofu, il tempeh e il latte di soia, sono buone fonti di ALA.Contengono circa 1,5 grammi di ALA per 100 grammi di prodotto.

- ***Legumi:*** I legumi, come fagioli, lenticchie e ceci, contengono piccole quantità di ALA, ma possono essere una buona fonte di questo acido grasso se consumati regolarmente. Contengono circa 0,5 grammi di ALA per 100 grammi di prodotto.

Il consiglio che voglio darti per il consumo di alimenti contenenti l'ALA é di consumarli insieme a fonti di grassi sani come l'olio d'oliva o avocado perché essi permettono di ottimizzarne l'assorbimento. All'interno delle ricette non é complicato. Ti basterà aggiungere semi e noci alla tua insalata e condire con un filo d'olio. Oppure aggiungere un filo d'olio alla tua zuppa di legumi misti. O magari prepararti un bel panino con pane integrale ai semi di chia e lino, avocado e pomodoro.

Acido Ialuronico: Il segreto di una pelle idratata e tonica

L'acido ialuronico (HA) non è solo un ingrediente di moda nel mondo della cosmesi, ma una vera e propria molecola miracolosa per la salute e la bellezza della pelle. Nascosta naturalmente nei nostri tessuti connettivi, questa sostanza svolge un ruolo fondamentale nel mantenere la pelle idratata, elastica e tonica.

Un serbatoio d'acqua per la pelle: L'acido ialuronico ha una straordinaria capacità di trattenere l'acqua, fino a 1000 volte il suo peso! Questa proprietà lo rende un vero e proprio toccasana per la pelle, donandole idratazione profonda e duratura.

Elasticità e tonicità ritrovata: L'HA non solo idrata, ma aiuta anche a mantenere l'elasticità e la tonicità della pelle. Stimola la produzione di collagene ed elastina, le proteine che sostengono la struttura cutanea, contrastando la formazione di rughe e linee sottili.

Un alleato contro l'invecchiamento: L'acido ialuronico è un vero e proprio elisir di giovinezza per la pelle. Aiuta a rallentare il processo di invecchiamento cutaneo, combattendo i radicali liberi e proteggendo le cellule dai danni ambientali.

Benefici per tutti i tipi di pelle: L'HA è adatto a tutti i tipi di pelle, anche a quelle sensibili e acneiche. Le sue proprietà lenitive e calmanti aiutano a ridurre l'irritazione e l'arrossamento, favorendo una pelle più sana e uniforme.

Fonti alimentari di acido ialuronico

L'acido ialuronico (HA) è presente naturalmente in alcuni alimenti, non é solo contenuto nei prodotti cosmetici o negli integratori. Includere questi alimenti nella tua cucina può rappresentare un modo complementare per supportare i livelli di HA nell'organismo e, di conseguenza, la salute tua della pelle.

Ecco alcuni cibi ricchi di acido ialuronico da mettere nel carrello:

- **Brodo di pesce e carne:** La cartilagine presente nelle ossa e nelle articolazioni degli animali è una ricca fonte di acido ialuronico. Il brodo di pesce o di carne, ottenuto dalla lunga cottura di queste parti, può contenere buone quantità di HA.

- *Pesce grasso:* Salmone, sgombro, sardine e altri pesci grassi contengono piccole quantità di acido ialuronico, oltre ad altri nutrienti benefici per la pelle come omega-3 e vitamina A.

- *Verdure e frutta:* Alcune verdure e frutta, come verze, carote, patate dolci, mele e arance, contengono precursori dell'acido ialuronico, ovvero sostanze che il corpo può utilizzare per sintetizzare HA.

- *Legumi:* Fagioli, ceci e lenticchie contengono piccole quantità di acido ialuronico e sono anche una buona fonte di proteine e fibre.

Cerco di limitare il consumo di brodi e pesce grasso, a favore di fonti puramente vegetali perché più magre e più in linea con le mie scelte di alimentazione consapevole, ma ne faccio comunque un consumo occasionale per il bene della mia pelle, in particolare il brodo di carne in inverno, il salmone quando mi concedo il sushi e qualche volta lo sgombro. Ti dico questo perché voglio che la tua cucina sia il più varia possibile anziché fossilizzarti su solo pochi degli ingredienti menzionati, perché magari più affini alle tue attuali abitudini.

Prima di procedere oltre vorrei esplorare la connessione tra collagene e acido ialuronico che è fondamentale per comprendere la salute della pelle e dei tessuti.

Immagina la tua pelle come un materasso. Il collagene é come la struttura portante del materasso, ovvero le molle. Fornisce sostegno, elasticità e resistenza. È la proteina più abbondante nel corpo umano e forma una sorta di rete che dà forma ai tessuti. L'acido ialuronico é come il rivestimento del materasso e l'imbottitura. Riempie gli spazi tra le fibre di collagene, trattenendo l'acqua e conferendo ai tessuti elasticità e volume. Il collagene fornisce la struttura, mentre l'acido ialuronico dona idratazione e turgore.

Qual è la loro connessione quindi? L'acido ialuronico e il collagene lavorano sinergicamente. Il collagene crea una rete che l'acido ialuronico riempie, generando un ambiente umido e elastico. Con l'avanzare dell'età, la produzione naturale di collagene e acido ialuronico diminuisce, portando alla comparsa di rughe, perdita di elasticità e secchezza della pelle. Aumentare i livelli di collagene e acido ialuronico aiuta a migliorare l'aspetto della pelle, rendendola più giovane luminosa, elastica e idratata ed é proprio questo lo scopo del libro.

Come stimolare la produzione naturale di acido ialuronico

Prima di procede nel nostro viaggio alla ricerca di cibi e ricette anti-rughe vorrei sottolineare un parametro che forse ho tralasciato fino ad ora. I cibi antirughe non devono diventare gli unici ingredienti dei tuoi piatti o di quello che mangi. Devono essere considerati come un complemento ad un'alimentazione sana e bilanciata, ricca di frutta, verdura, cereali integrali, proteine magre e tanta acqua, per restare ben idratata tutto il giorno.

Un'attenta cura della pelle supporta in modo importante la produzione naturale di acido ialuronico data dall'alimentazione. Per curare la tua pelle non hai necessariamente bisogno di acquistare costosi prodotti, puoi preparare in casa tonici, maschere e prodotti di pulizia e idratazione con gli ingredienti della tua cucina. Ti faccio qualche esempio che può esserti utile, ma non essendo la cosmesi naturale il punto ti questo libro, non mi dilungherò troppo.

Maschere e prodotti di pulizia fai da te per stimolare la produzione di acido ialuronico

Ecco alcuni prodotti fai da te che puoi integrare nella tua routine di cura della pelle a base di ingredienti naturali che possono aiutarti a stimolare la produzione di acido ialuronico e a donare alla tua pelle un aspetto più sano e luminoso.

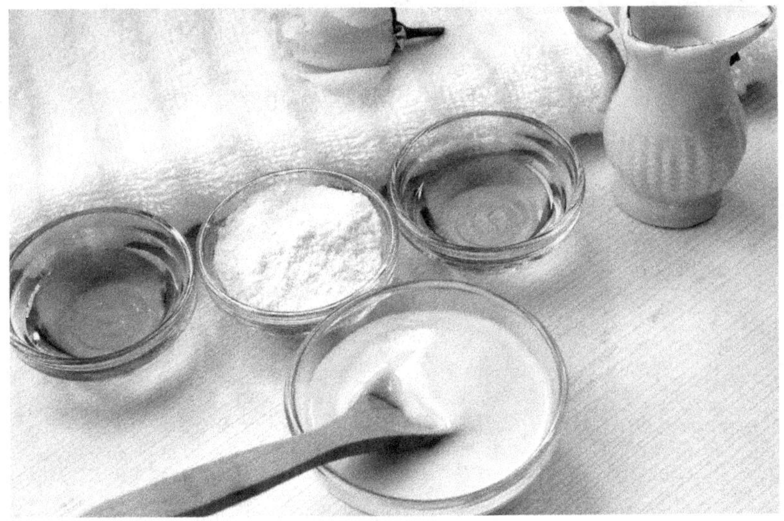

Maschere idratanti:

- ***Maschera all'aloe vera:*** L'aloe vera è un ingrediente lenitivo e idratante che aiuta a rigenerare la pelle e a stimolarne la produzione di acido ialuronico. Preleva il gel fresco da una foglia di aloe vera e applicalo sul viso pulito. Lascia agire per 15-20 minuti e risciacqua con acqua tiepida.

- ***Maschera al cetriolo:*** Il cetriolo è un ingrediente rinfrescante e idratante che aiuta a ridurre l'infiammazione e a stimolare la produzione di acido ialuronico. Grattugia un cetriolo e mescolalo con un cucchiaio di yogurt. Applica il composto sul viso pulito e lascia agire per 15-20 minuti. Risciacqua con acqua tiepida.

- ***Maschera alla banana:*** La banana è ricca di potassio e vitamine che nutrono la pelle e aiutano a stimolare la produzione di acido ialuronico. Schiacciare una banana matura e mescolarla con un cucchiaio di miele. Applica il composto sul viso pulito e lascia agire per 15-20 minuti. Risciacqua con acqua tiepida.

- ***Maschera all'avocado:*** L'avocado è ricco di acidi grassi essenziali che idratano la pelle e aiutano a stimolare la produzione di acido ialuronico. Schiacciare metà avocado e mescolarlo con un cucchiaio di olio d'oliva. Applica il composto sul viso pulito e lascia agire per 15-20 minuti. Risciacqua con acqua tiepida.

Prodotti di pulizia:

- ***Detergente viso all'olio di jojoba:*** L'olio di jojoba è un olio delicato e nutriente che aiuta a rimuovere lo sporco e il sebo in eccesso senza irritare la pelle. Mescola un cucchiaio di olio di jojoba con un cucchiaino di miele e utilizzalo per detergere il viso con movimenti circolari delicati. Risciacqua con acqua tiepida.

- ***Tonico al tè verde:*** Il tè verde è ricco di antiossidanti che aiutano a proteggere la pelle dai danni dei radicali liberi e a stimolare la produzione di acido ialuronico. Prepara una tazza di tè verde, lasciala raffreddare e utilizzala per tonificare il viso dopo la detersione.

- ***Esfoliante allo zucchero di canna:*** Lo zucchero di canna è un esfoliante delicato che aiuta a rimuovere le cellule morte e a stimolare la produzione di acido ialuronico. Mescola un cucchiaio di zucchero di canna con un cucchiaio di olio d'oliva e massaggia delicatamente sul viso umido. Risciacqua con acqua tiepida.

So che l'aloe vera e l'olio di jojoba non sono prodotti da cucina, ma sono piuttosto economici e danno ottimi risultati. Quindi, ho pensato di menzionarli perché possono esserti di grande aiuto accostati alle ricette che inizierai a consumare quotidianamente.

Assicurati di utilizzare ingredienti freschi e di alta qualità. Utilizza le maschere 1-2 volte a settimana e il detergente viso e il tonico ogni giorno. Prima di applicare qualsiasi prodotto sulla pelle, esegui un test allergico su una piccola area dell'interno del braccio.

La chiave per ottenere risultati visibili è la costanza. Segui regolarmente la tua routine di cura della pelle associata alla tua alimentazione antirughe e alle abitudini ottimali per il benessere della pelle che discuteremo più avanti nel libro e noterai una pelle più idratata, elastica e luminosa.

Capitolo 3: Cibi da Evitare per una Pelle Giovane e Sana

Lo sapevi che non solo cosa mangi, ma anche cosa eviti di mangiare può fare la differenza nel mantenere la tua pelle giovane, sana e radiosa?

In questo capitolo scoprirai quali sono i tre nemici principali della pelle: zucchero, grassi saturi e trans e cibi trasformati. Eliminandoli o limitandone il consumo, potrai dire addio a brufoli, rughe e colorito spento e ritrovare una pelle elastica, tonica e luminosa.

Questa parte é importante tanto quanto la precedente che ti consigliava quali alimenti mettere nel carrello. Quello che vedremo in questo capitolo deve stare il più lontano possibile dal tuo carrello della spesa e dalla tua cucina per evitare di vanificare tutti i risultati che otterrai introducendo i giusti alimenti nella tua cucina e nelle tue ricette.

Zucchero: Il nemico numero uno del collagene e della pelle giovane

Evitare lo zucchero è uno dei passi più importanti per mantenere una pelle giovane e contrastare i segni del tempo. Questo perché lo zucchero, se assunto in eccesso, scatena un processo chiamato glicazione che danneggia il collagene e l'elastina, le proteine che sostengono la struttura della pelle.

Come lo zucchero danneggia la pelle? Principalmente in tre modi. Innanzitutto, lo zucchero si lega alle molecole di collagene e di elastina, creando dei "legami incrociati" che le rendono rigide e fragili. Poi, per colpa dello zucchero, la pelle perde la sua elasticità e la sua capacità di rigenerarsi, diventando più sottile e soggetta a rughe, linee sottili e cedimenti. Infine, lo zucchero favorisce l'infiammazione cronica, che a sua volta aumenta la produzione di radicali liberi, i quali danneggiano ulteriormente le cellule della pelle, come abbiamo ampiamente visto nel capitolo precedente.

Oltre alle rughe, l'eccesso di zucchero può causare secchezza. La tua pelle perde idratazione e diventa più secca e ruvida. Il tuo incarnato diventa opaco, spento e privo di vitalità. Inoltre, lo zucchero favorisce la proliferazione dei batteri che causano l'acne.

Evitare lo zucchero raffinato è quindi fondamentale per la salute e la bellezza della pelle, ma rinunciare del tutto al sapore dolce può essere difficile. Fortunatamente, esistono diverse alternative salutari allo zucchero che permettono di dolcificare cibi e bevande senza apportare zuccheri aggiunti e senza compromettere il gusto.

Come ridurre il consumo di zucchero nella tua alimentazione

Ci sono molte cose che puoi fare per ridurre l'assunzione di zucchero senza rinunciare a soddisfare il bisogno di dolce che coglie tutti noi più o meno regolarmente. Prima vediamo come ridurre il consume, poi vedremo come sostituirlo in modo gustoso, ma non dannoso per la nostra pelle, con alternative salutari.

Limita i dolci, ridurci il consumo di torte, biscotti, caramelle e altri dolci industriali. Evita bibite gassate, succhi di frutta e altre bevande zuccherate a favore di acqua lisci o aromatizzata con la frutta, tè verde, karkadé o succhi e frullati fatti in casa. Leggi sempre le etichette di quello che compri e presta attenzione al contenuto di zucchero negli alimenti confezionati scegliendo sempre quelli con un basso contenuto di zuccheri aggiunti. Cucina a casa ogni volta che puoi perché ti permette di controllare gli ingredienti e utilizzare i dolcificanti naturali che discuteremo nel prossimo paragrafo in quantità scelte da te. Scegli le alternative salutari ogni volta che puoi. Per esempio, sostituisci i dolci con una macedonia di frutta fresca, una barretta o dei biscotti fatti in casa con la frutta secca, frullati e succhi fatti in casa con dolce e gustosa frutta di stagione e latte vegetale tipo mandorla e cocco.

Ridurre l'assunzione di zucchero non solo fa bene alla tua pelle, ma migliora anche il tuo benessere generale. Inizia a fare piccoli cambiamenti oggi stesso e noterai la differenza nel giro di poche settimane!

Alternative salutari allo zucchero: Coccolare il palato e la salute

Ora esploriamo più in dettaglio le alternative allo zucchero raffinato che siano naturali, vegetali e deliziose, così non sentirai la mancanza dei dolci industriali a cui sei abituata.

Esistono diverse opzioni che permettono di soddisfare la tua voglia di dolcezza senza rinunciare al gusto e compromettere il tuo benessere.

Ti consiglio innanzitutto lo zucchero di datteri. Estratto dai datteri, questo dolcificante naturale ha un sapore caramellato e un basso indice glicemico, rilasciando energia in modo graduale. Perfetto per dolcificare frullati, yogurt, granola e dolci fatti in casa, ma anche il caffè o il tè se ne hai bisogno, una volta che ti sarai abituata al suo gusto.

Albicocche, prugne, e fichi secchi insieme ai datteri e all'uvetta al naturale sono alcuni esempi di frutta secca che, oltre ad essere nutrienti e ricchi di fibre, possono essere utilizzati per addolcire in modo naturale dolci, barrette e muesli. Ti basta ammorbidirli nell'acqua, frullarli e unire il composto alla tua torta al posto dello zucchero. L'uvetta é così naturalmente dolce che alle volte basta la sua acqua di ammollo per dolcificare la tua ricetta.

Banane, mele, pesche, albicocche, anguria, ananas, frutti di bosco (potrei continuare questa lista ancora a lungo) sono solo alcuni dei frutti naturalmente più dolci che possono essere frullati o utilizzati in purea per dolcificare yogurt, torte e muffin.

Anche lo sciroppo d'acero é un buon sostituto. Ottenuto dalla linfa delle aceri, questo sciroppo ha un sapore intenso e un basso indice glicemico. É ideale per dolcificare pancakes, yogurt, porridge e come sostituto dello zucchero in alcune ricette.

L'ideale é spaziare tra queste soluzioni per rendere le tue ricette più varie e ricche di nutrienti diversi possibile.

Passare all'utilizzo delle alternative allo zucchero non sarà un processo rapido e immediato, soprattutto se hai abbondato con lo zucchero bianco per tutta la vita. Vorrei quindi darti qualche consiglio per riuscire a completare la transizione in modo facile e cheti assicuri il successo.

Innanzitutto, inizia gradualmente. Sostituire lo zucchero completamente con un'alternativa richiederà il tempo necessario per abituarti al nuovo sapore. Inizia gradualmente, riducendo la quantità di zucchero utilizzata e aumentando quella dell'alternativa scelta. Poi, sperimenta. Ogni alternativa allo zucchero ha il suo sapore e le sue caratteristiche. Sperimenta con diverse opzioni per trovare quella che preferisci e che meglio si adatta alle tue ricette e al tuo palato. Infine, combina. Abbina diverse alternative per creare un profilo di sapore più complesso e interessante. Ad esempio, puoi utilizzare lo zucchero di datteri per la sua dolcezza caramellata e la frutta secca per accompagnarlo in modo fruttato. Dolcifica con moderazione. La frutta fresca o essiccata, lo zucchero di datteri e lo sciroppo d'acero hanno poteri dolcificanti diversi e molto diversi anche dallo zucchero. Nella fase di sperimentazione usa moderazione finché non ci avrai preso la mano e trovato la quantità adatta al tuo palato.

Con un pizzico di creatività e le giuste alternative, puoi gustare dolci deliziosi e sani allo stesso tempo, prendendoti cura della tua pelle e del tuo benessere.

Cibi trasformati e alimentazione antirughe: Una relazione negativa

I cibi trasformati, troppo ricchi di calorie, poveri di nutrienti e con un alto contenuto di zuccheri, grassi saturi e sodio, come abbiamo ampiamente discusso fono ad ora, hanno un impatto negativo sulla salute della pelle e accelerano il processo di invecchiamento, favorendo la comparsa di rughe.

I motivi li abbiamo ampiamente esplorati, ma vale la pena riassumerli come utile promemoria.

I cibi trasformati sono spesso ricchi di composti che possono indurre stress ossidativo (condizione che si verifica quando l'equilibrio tra la produzione di radicali liberi e la capacità dell'organismo di neutralizzarli viene compromesso) nelle cellule, danneggiando il collagene e l'elastina, le proteine che conferiscono alla pelle la sua struttura e la sua elasticità. Questo danno può portare alla formazione di rughe e linee sottili.

I cibi trasformati possono anche causare infiammazione cronica nel corpo, che può danneggiare la pelle e accelerare l'invecchiamento. L'infiammazione può portare a una serie di problemi della pelle, tra cui rughe, acne e rosacea.

Gli zuccheri presenti nei cibi trasformati possono reagire con le proteine e i grassi nel corpo, formando composti chiamati prodotti finali di glicazione avanzata (AGE). Gli AGE possono danneggiare il collagene e l'elastina, contribuendo alla formazione di rughe e altri segni di invecchiamento.

I cibi trasformati sono spesso poveri di acqua e ricchi di sodio, che può disidratare la pelle. La pelle disidratata appare più spenta, rugosa e meno elastica.

Da quanto ci siamo dette fino a qui è emerso chiaramente che i cibi trasformati, sebbene allettanti per la loro praticità e gusto spesso accattivante, rappresentano una scelta nemica per la nostra salute e la bellezza della nostra pelle.

Ricchi di calorie e poveri di nutrienti, questi prodotti industriali inondano il mercato con promesse di gusto e benessere, ma nascondono insidie che si traducono in danni concreti al nostro organismo.

L'eccesso di zuccheri, grassi saturi e sodio, tipico di questi alimenti, favorisce l'infiammazione cronica, lo stress ossidativo e l'accumulo di tossine, tutti fattori che accelerano l'invecchiamento cellulare e la comparsa di rughe sulla pelle.

Inoltre, la carenza di vitamine, minerali e fibre, elementi essenziali per la salute della pelle, contribuisce a renderla secca, spenta e meno elastica.

Scegliere cibi trasformati significa privarsi di alleati preziosi per la bellezza e la giovinezza. Al contrario, optare per una dieta ricca di frutta, verdura, legumi, cereali integrali e proteine magre non solo nutre il corpo in modo completo, ma fornisce anche gli antiossidanti e i nutrienti necessari per contrastare i radicali liberi e mantenere la pelle sana e luminosa.

Inoltre, la scelta di evitare i cibi trasformati non è solo un atto di cura per il proprio aspetto, ma un investimento per il benessere generale e la qualità della vita nel lungo periodo.

La tua pelle è lo specchio di ciò che mangi e di come ti prendi cura di te stress. Fai scelte consapevoli e nutri il tuo corpo con cibi veri per una bellezza che viene da dentro.

Ma come riconoscere i cibi trasformati?

Come riconoscere i cibi trasformati

Riconoscere i cibi trasformati può essere complesso, ma con un po' di attenzione è possibile fare scelte più salutari per la propria alimentazione. Ecco alcuni consigli:

Leggi l'etichetta nutrizionale:

- **Ingredienti:** La lista degli ingredienti è un ottimo punto di partenza. Più lunga e complessa è la lista, più probabile che il cibo sia trasformato. Cerca ingredienti che riconosci e che siano il più naturali possibile.Fai attenzione a nomi generici come "aromi", "coloranti" o "conservanti", che spesso indicano ingredienti artificiali.

- **Zuccheri:** Presta attenzione al contenuto di zuccheri aggiunti. L'Organizzazione Mondiale della Sanità raccomanda di non assumere più del 10% delle calorie giornaliere da zuccheri aggiunti (circa 50 grammi per una dieta da 2000 calorie). Controlla la riga degli zuccheri aggiunti sull'etichetta nutrizionale e confronta con la porzione consigliata.

- **Grassi:** Fai attenzione al contenuto di grassi saturi e trans. I grassi saturi si trovano principalmente nei prodotti di origine animale, mentre i grassi trans si trovano negli alimenti industriali fritti o confezionati.Scegli cibi con un basso contenuto di grassi saturi e trans e opta per grassi sani come quelli monoinsaturi e polinsaturi, che si trovano nell'olio d'oliva, nell'avocado e nel pesce grasso.

- **Sodio:** Un consumo eccessivo di sodio può aumentare la pressione sanguigna e il rischio di malattie cardiache. Limita l'assunzione di sodio a meno di 2300 milligrammi al giorno. Controlla la quantità di sodio per porzione sull'etichetta nutrizionale e confronta con la dose giornaliera raccomandata.

Attenzione all'aspetto e al confezionamento:

- **Cibi confezionati:** I cibi confezionati sono spesso altamente trasformati. Fai attenzione a snack, cereali, pasti pronti e altri prodotti che vengono venduti in confezioni sgargianti e con promesse di salute o gusto miracolose.

- **Cibi precotti o pre-fritti:** Questi cibi sono spesso ricchi di grassi trans, sodio e calorie. È meglio cucinare i tuoi pasti freschi con ingredienti naturali.

- **Dolciumi e prodotti da forno industriali:** Questi cibi sono spesso ricchi di zuccheri, grassi saturi e calorie. Scegli alternative più salutari come frutta fresca, yogurt o cereali integrali

Usa il tuo buon senso:

- Se un cibo sembra troppo bello per essere vero, probabilmente lo è. Diffida di affermazioni esagerate sulla salute o sul gusto di un prodotto alimentare.

- Ascolta il tuo corpo. Se un cibo ti fa sentire male dopo averlo mangiato, è probabile che non sia un alimento sano per te.

- Cucina a casa più spesso. Questo ti permette di controllare gli ingredienti e il metodo di preparazione del cibo.

Riconoscere i cibi trasformati richiede un po' di impegno, ma ne vale la pena per la tua salute. Seguendo questi consigli, puoi fare scelte più consapevoli e goderti una dieta più sana e nutriente.

E come puoi sostituirli una volta identificati?

Scelte più sane per sostituire i cibi trasformati

Ecco alcuni esempi pratici per aiutarti a iniziare a sostituire i cibi trasformati con alternative più sane.

A Colazione: Invece di cereali zuccherati, toast con marmellata o panini preconfezionati, scegli fiocchi d'avena integrali con frutta fresca e noci, yogurt greco con miele e granola, uova strapazzate con pane integrale e avocado.

Durante lo Spuntino: Invece di patatine fritte, barrette di cereali industriali o biscotti confezionati, scegli frutta fresca, verdura cruda con hummus, yogurt greco, un pugno di noci o semi, popcorn fatti in casa

A Pranzo: Invece di un panino con salame e formaggio, pasta industriale al pomodoro o pizza surgelata, scegli insalata di pollo o pesce con verdure grigliate e quinoa, zuppa di legumi con crostini integrali o pasta integrale con verdure e pesto fresco

A Cena: Invece di hamburger con patatine fritte, piatti pronti surgelati o pizza da asporto, scegli salmone al forno con verdure al vapore e riso integrale, petto di pollo alla griglia con insalata mista e patate dolci, tofu saltato con verdure e noodles di riso integrale

**Come Dessert:** Invece di gelato confezionato, biscotti o torte industriali, scegli frutta fresca con yogurt greco, frullato di frutta fatto in casa, budino di chia con frutti di bosco o brownies fatte in casa con farina integrale e cioccolato fondente

Oltre a questi esempi specifici, ecco alcuni suggerimenti generali per fare scelte più sane:

- **Priorità a cibi freschi e integrali:** Frutta, verdura, legumi, cereali integrali e proteine magre dovrebbero essere la base della tua dieta.

- **Limita i cibi confezionati:** Questi cibi sono spesso ricchi di zuccheri, grassi saturi, sodio e additivi artificiali.

- **Cucina a casa più spesso:** Questo ti permette di controllare gli ingredienti e il metodo di preparazione del cibo.

- **Leggere le etichette nutrizionali:** Presta attenzione alle porzioni, alle calorie, ai grassi saturi, al sodio e allo zucchero aggiunto.

- **Scegli metodi di cottura sani:** Evita di friggere, e grigliare, prediligi cuocere al forno, al vapore o lessare.

- **Bevi molta acqua:** L'acqua è essenziale per il corretto funzionamento dell'organismo.

- **Non aver paura di sperimentare:** Prova nuove ricette e ingredienti per trovare alternative salutari e gustose ai tuoi cibi preferiti trasformati.

Sostituire i cibi trasformati con alternative più sane richiede tempo e impegno, ma i benefici per la tua salute ne valgono la pena. Inizia con piccoli cambiamenti e gradualmente integra più cibi integrali nella tua dieta. É importante trovare un equilibrio e godersi occasionalmente anche i cibi meno salutari come parte di una dieta varia e moderata.

Nei prossimi capitoli vedremo tante gustose ricette che ti aiuteranno nella transizione verso una pelle più bella grazie ad un'alimentazione migliore.

Grassi saturi e trans: Dannosi per la salute cardiovascolare e la pelle

Mentre ci impegniamo a nutrire il nostro corpo con cibi sani per contrastare i segni del tempo, è fondamentale non sottovalutare il ruolo di alcuni nemici invisibili che si nascondono proprio nel nostro piatto:i grassi saturi e trans. Questi grassi, se assunti in eccesso, possono minacciare la salute del nostro cuore e della nostra pelle, ostacolando il nostro obiettivo di una bellezza che nasce da dentro.

In questa sezione, scopriremo perché eliminare o limitare i grassi saturi e trans è un passo cruciale per una pelle giovane, sana e radiosa. Esploreremo i meccanismi con cui questi grassi danneggiano il nostro organismo e sveleremo quali sono gli alimenti da tenere sotto controllo per mantenere la nostra pelle elastica, tonica e luminosa.

Eliminare o limitare i grassi saturi e trans: Un investimento per una pelle giovane e radiosa

I grassi saturi e trans aumentano i livelli di colesterolo LDL (cattivo) nel sangue, favorendo la formazione di placche aterosclerotiche che possono ostruire le arterie e aumentare il rischio di malattie cardiovascolari. Un flusso sanguigno sano è essenziale per nutrire e ossigenare la pelle, per fare si che possa avere un aspetto tonico, elastico e luminoso. Quando il flusso sanguigno è compromesso a causa di arterie ostruite, invece, la pelle appare spenta, secca e incline a rughe e invecchiamento precoce.

Inoltre, i grassi saturi e trans favoriscono l'infiammazione cronica, che come abbiamo ampiamente ripetuto é un processo dannoso per tutto l'organismo, inclusa la pelle. L'infiammazione cronica può causare la rottura del collagene e dell'elastina, le proteine che sostengono la struttura della pelle, portando a rughe, perdita di elasticità e lassità cutanea. Inoltre, l'infiammazione cronica può peggiorare condizioni cutanee come acne, rosacea e dermatite.

I grassi saturi e trans aumentano anche la produzione di radicali liberi, che danneggiano le cellule e accelerano il processo di invecchiamento. I radicali liberi possono danneggiare il collagene e l'elastina, contribuendo alla comparsa di rughe, linee sottili e perdita di tono cutaneo.

Fonti di grassi saturi e trans da limitare

Grassi saturi:

- **Fonti:**

    - **Carne:** Carne rossa (manzo, agnello, maiale) e carni lavorate (salumi, salsicce, bacon).

    - **Latticini:** Latte intero, formaggi grassi (burro, cheddar, gorgonzola).

    - **Oli vegetali:** Olio di palma, olio di cocco.

    - **Altri:** Cioccolata, dolci, biscotti.

- **Effetti:** Aumentano il colesterolo LDL ("cattivo"), aumentando il rischio di malattie cardiache, ictus e infarto.

- **Impatto sulla pelle:** Favoriscono l'infiammazione cronica, che può portare a acne, rosacea e invecchiamento precoce.

__Grassi trans:__

- **Fonti:**

    o **Cibi industriali fritti:** Patatine fritte, snack salati, prodotti da forno industriali (ciambelloni, biscotti, torte).

    o **Margarina:** Margarina vegetale e idrogenata.

    o **Prodotti da forno industriali:** Biscotti, crackers, merendine.

    o **Fast food:** Hamburger, pizza, fritture.

- **Effetti:** Ancora più dannosi dei grassi saturi, aumentano il colesterolo LDL e diminuiscono il colesterolo HDL ("buono"), incrementando il rischio di malattie cardiovascolari.

- **Impatto sulla pelle:** Danneggiano la struttura cellulare, accelerando la comparsa di rughe e perdita di elasticità.

Alternative salutari ai grassi saturi e trans

- **Grassi monoinsaturi:** Olio d'oliva, avocado, noci (mandorle, noci, nocciole).

- **Grassi polinsaturi:** Olio di semi (girasole, mais, soia), pesce grasso (salmone, sgombro, sardine).

- **Grassi vegetali:** Olio di riso, olio di sesamo.

Ma come fare a dire addio in modo pratico ai grassi saturi e trans e abbracciare uno stile alimentare più sano?

Innanzitutto, diventa un detective delle etichette nutrizionali e liste
ingredienti, questo ti tornerà utile in generale per migliorare la qualità di
quello che metti nel piatto. Prendi la tua lente d'ingrandimento e analizza
attentamente le etichette e stai attenta a cosa cercano di nasconderti,
l'industria alimentare é maestra nel fuorviare. Scegli prodotti con ingredienti
che non contengano questi grassi e verifica le tabelle nutrizionali come
riscontro. Non fidarti dei claim sulle confezioni "Senza questo e senza
quello!", "Integrale e ricco di fibre", ... Già che ci sei, durante la tua analisi
presta attenzione anche alle porzioni, alle calorie, al sodio e allo zucchero
aggiunto, oltre che ai grassi. Comunque, noterai che nella maggior parte dei
casi quello che non dovresti mettere nel tuo carrello della spesa e nei tuoi
piatti abbonda di tutti gli elementi poco sani e la tua scelta su cosa scartare si
rivelerà più facile di quanto credi, perché ora sai cosa guardare.

Dì basta ai cibi trasformati e fai piazza pulita di snack, piatti pronti e surgelati
che hai a casa, frigo e dispensa. Poi non comprarli più, se non li hai in giro
non puoi usali (é un po' drastico, ma funziona alla grande ed é un ottimo
metodo anche se stai cercando di dimagrire). Potresti trovare utile fare la
spesa con una lista, ti aiuterà a evitare gli acquistare impulsivi di cibi e
ingredienti che non vanno bene. Privilegia cibi freschi e cucinati in casa, dove
sarai tu a dettare le regole in fatto di ingredienti e metodi di preparazione.

A questo proposito, cucinare è un'arte! Sfrutta la tua fantasia, varia e
sperimenta, scegliendo metodi di cottura sani senza dover rinunciare al
gusto. Usa tuo forno, la tua griglia o la tua vaporiera: sono alleati preziosi per
cucinare in modo sano e gustoso. Evita le fritture, che non fanno bene né a te
né al tuo cuore né alla tua pelle. Cucina più spesso che puoi a casa. In questo
modo puoi controllare gli ingredienti e il metodo di preparazione del cibo.
Prepara i tuoi pasti in anticipo per fare scelte più sane durante la settimana.
É difficile scegliere correttamente cosa mangiare quando sei affamato, meglio
deciderlo prima e averlo pronto da scaldare all'occorrenza. E poi, davvero,
non aver paura di sperimentare. Prova nuove ricette, ingredienti e metodi di
cottura per trovare alternative salutari e gustose ai tuoi cibi preferiti,

alternative in linea con il tuo palato per non dover rinunciare al gusto mentre fai bene alla tua pelle e al tuo corpo.

Sostituisci i grassi saturi e trans con alternative più salutari come l'olio d'oliva, l'avocado, la frutta secca e i semi, ogni volta che puoi in ciascuno dei tuoi piatti. Se non puoi fare a meno di mengiarli scegli i giusti latticini. Opta per latte scremato o parzialmente scremato, yogurt magro e formaggi light. Ne beneficerà sia la tua pelle che la tua linea. E puoi fare ancora di meglio con le alternative vegetali, che sono altrettanto gustose.

Infine, ti tornerà molto utile diventa un'esperto di informazioni nutrizionali relative agli ingredienti che metti nei tuoi piatti. Ti sarà utilissimo essere informata sui rischi dei grassi saturi e trans (come di molti altri alimenti) e di tutti i benefici che invece puoi sfruttare a tuo beneficio con altri ingredienti e alimenti. La conoscenza è potere, e tu stai facendo un ottimo lavoro. Infatti, leggendo questo libro é proprio questo che stai facendo, stai acquisendo le conoscenze necessarie per prenderti cura di te in modo sano e naturale. Brava!

Infine ricorda, ogni piccolo cambiamenti in positivo può fare una grande differenza per il tuo benessere e per quello della tua pelle.

Ecco una serie di esempi pratici di cambio alimentare per limitare grassi saturi e trans. Ti sembrerà molto simile alla lista della sezione precedente e in realtà é proprio così. Il bello é proprio questo, scegliere alimenti sani semplifica la tua vita, un singolo alimenti ha tutti i benefici e ti tiene lontano da tutti gli ingredienti dannosi che si nascondono nei prodotti dell'industria alimentare. Madre Natura é meravigliosa, ha già pensato a tutto, noi dobbiamo solo mettere nel carrello i prodotti creati da lei e non da qualche famoso brand.

A Colazione: Invece di caffè con brioche e marmellata o cereali zuccherati, scegli yogurt greco con frutta fresca e miele, fiocchi d'avena integrali con latte vegetale e frutta secca, uova strapazzate con pane integrale e avocado

Per lo Spuntino: Invece di patatine fritte, barrette industriali di cereali o biscotti confezionati, scegli frutta fresca, verdura cruda con hummus, yogurt di cocco, un pugno di noci o semi o popcorn fatti in casa

A Pranzo: Invece di panino con salame e formaggio, pasta industriale al pomodoro o pizza surgelata, scegli insalata di pollo o pesce con verdure grigliate e quinoa, zuppa di legumi con crostini integrali, pasta integrale con verdure e pesto fresco casalingo

A Cena: Invece di hamburger con patatine fritte, piatti pronti surgelati o pizza da asporto, scegli salmone al forno con verdure al vapore e riso integrale, petto di pollo alla griglia con insalata mista e patate dolci, tofu saltato con verdure e noodles di riso integrale

Per Dessert: Invece di gelato confezionato, biscotti o torte industriali, scegli frutta fresca con yogurt greco, frullato di frutta fatto in casa, budino di chia con frutti di bosco o brownies fatte in casa con farina integrale e cioccolato fondente

Questi sono solo alcuni esempi e suggerimenti, nel capitolo sulle ricette darò spazio a tutta la mia fantasia e a una vera esplosione di gusto. Non avrai solo una pelle più giovane e bella, ma anche un palato più soddisfatto. E molto probabilmente una forma fisica molto migliore di quando hai iniziato a leggere e applicare tutte queste preziose informazioni, perché le stesse regole che vanno bene per mantenere la tua pelle giovane e bella vanno bene per mantenere tutto il tuo corpo più giovane, bello e in forma. Cambiare le tue abitudini alimentari richiede tempo e impegno, ma i benefici per la tua salute ne valgono la pena. Inizia con piccoli cambiamenti e gradualmente integra più cibi integrali nella tua dieta.Ricorda, è importante trovare un equilibrio e godersi occasionalmente anche i cibi meno salutari come parte di una dieta varia e moderata.

Capitolo 4: Ricette anti-rughe per una pelle giovane e luminosa

Nutrirsi per la bellezza: Il potere dei cibi amici della pelle

Dopo aver esplorato i nutrienti essenziali per una pelle sana e aver scoperto quali alimenti evitare per contrastare i segni del tempo, è arrivato il momento di mettere in pratica le nostre conoscenze! In questo capitolo, ti guiderò alla scoperta di **ricette antirughe** deliziose e nutrienti, create con ingredienti naturali che coccolano la tua pelle dall'interno.

Ogni ricetta è stata studiata per apportare il giusto mix di vitamine, minerali, antiossidanti e acidi grassi benefici, fondamentali per mantenere la pelle elastica, tonica e radiosa. Preparati a cucinare piatti gustosi e salutari che non solo nutrono il tuo corpo, ma lo rendono anche più bello!

In questo capitolo troverai:

- **Ricette complete e facili da seguire:** Ogni ricetta include una lista dettagliata degli ingredienti, le istruzioni passo-passo e i tempi di preparazione e cottura.

- **Consigli utili e varianti:** Suggerimenti per personalizzare le ricette in base alle tue esigenze e preferenze, con alternative adatte a chi segue regimi alimentari particolari.

- **Focus sugli ingredienti:** Spiegazioni dettagliate dei benefici per la pelle di ogni ingrediente utilizzato nelle ricette.

- **Menu completi:** Proposte per creare menu anti-rughe completi e bilanciati, combinando diverse ricette per un pasto nutriente e delizioso.

Con queste ricette anti-rughe, farai del bene alla tua pelle e al tuo palato! Inizia a sperimentare e scopri i sapori che ti conquisteranno e gli alleati della bellezza che renderanno la tua pelle radiosa giorno dopo giorno.

Ricette ricche di antiossidanti: Frullati, insalate e piatti principali

Nel nostro viaggio alla scoperta di un'alimentazione antirughe, abbiamo ampiamente discusso un elemento fondamentale: gli antiossidanti. Questi potenti guerrieri combattono i radicali liberi, molecole instabili che danneggiano le cellule e accelerano il processo di invecchiamento.

In questa prima parte del libro dedicata alle ricette, ti propongo ricette ricche di antiossidanti suddivise in tre categorie: frullati, insalate e piatti principali. Ogni ricetta è un concentrato di gusto e nutrizione, studiata per donare alla tua pelle la carica di antiossidanti di cui ha bisogno per mantenersi giovane e radiosa.

Qui troverai ricette di deliziosi e nutrienti frullati ricchi di antiossidanti, perfetti per iniziare la giornata con una sferzata di energia e benessere o come snack spezza-fame nel corso della tua giornata. Ricette di insalate colorate e saporite, ideali per un pranzo o una cena leggera e ricca di vitamine e minerali. Ricette di piatti principali gustosi e nutrienti, a base di carne, pesce, verdure o legumi, tutti naturalmente ricchi di antiossidanti.

Frullato antiossidante "Pelle Splendente"

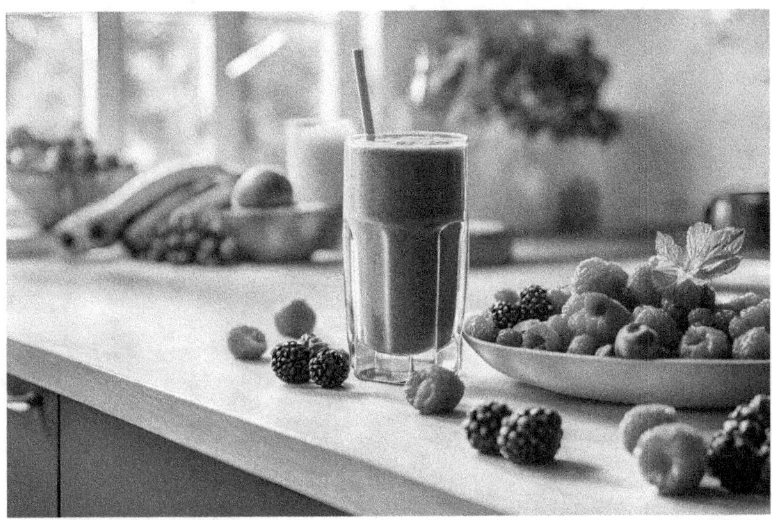

Ingredienti (per 1 persona):

- 1 banana media

- 1 manciata di mirtilli freschi o congelati

- 1/2 mela rossa

- 1 cucchiaino di semi di chia

- 1 tazza di latte vegetale (mandorle, riso, avena) o acqua

- 1 cucchiaino di succo di limone (facoltativo)

Preparazione:

1. Lavare accuratamente la frutta.

2. Sbucciare la mela e tagliarla a pezzetti.

3. Inserire tutti gli ingredienti nel frullatore e frullare fino a ottenere un composto liscio e omogeneo.

4. Se il frullato risulta troppo denso, aggiungere un altro po' di latte vegetale o acqua.

5. Gustare subito il frullato, ben fresco.

Informazioni nutrizionali (per porzione):

- Calorie: circa 250

- Proteine: 5 grammi

- Grassi: 10 grammi

- Carboidrati: 40 grammi

- Fibre: 5 grammi

- Vitamina C: 80 mg (133% del valore giornaliero raccomandato)

- Potassio: 500 mg (14% del valore giornaliero raccomandato)

- Antiossidanti: elevato contenuto di antocianine e flavonoidi

Benefici per la pelle degli ingredienti:

- **Banana:** ricca di potassio, che aiuta a regolare l'idratazione della pelle e a prevenire la secchezza.

- **Mirtilli:** ricchi di antocianine, potenti antiossidanti che combattono i radicali liberi e proteggono la pelle dai danni dell'invecchiamento.

- **Mela:** ricca di vitamina C, un antiossidante essenziale per la produzione di collagene, la proteina che dona elasticità e tonicità alla pelle.

- **Semi di chia:** ricchi di omega-3, acidi grassi che aiutano a ridurre l'infiammazione e a mantenere la pelle idratata.

- **Latte vegetale:** il latte di mandorle, in particolare, è ricco di vitamina E, un altro potente antiossidante che protegge le cellule dai danni.

- **Succo di limone:** ricco di vitamina C e acido citrico, che aiutano a illuminare la pelle e a ridurre le macchie scure.

Consigli:

- Per un gusto più dolce, aggiungere un dattero o un cucchiaino di miele.

- Se non hai i mirtilli freschi, puoi utilizzare quelli congelati.

- Puoi sostituire il latte vegetale con acqua, ma il frullato risulterà meno cremoso.

- Per un frullato ancora più rinfrescante, aggiungi un cubetto di ghiaccio.

Frullato antiossidante "Energia Tropicale"

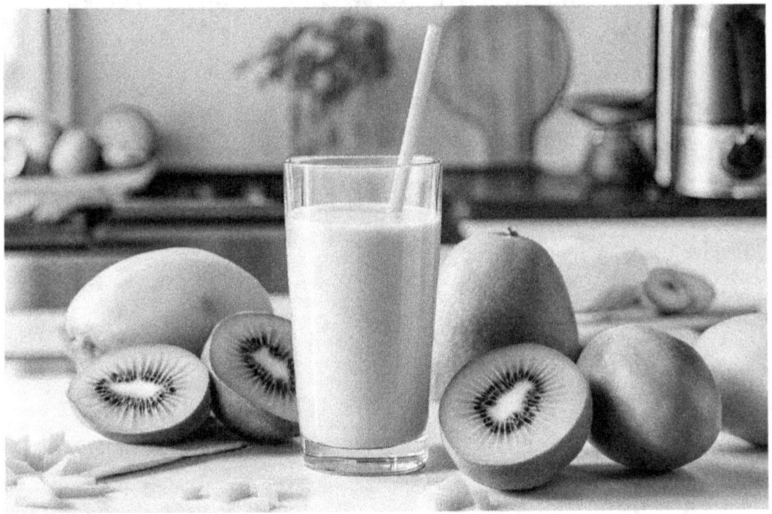

Ingredienti (per 1 persona):

- 1/2 mango maturo
- 1/2 papaya matura

- 1 kiwi

- 1 cucchiaio di succo d'arancia

- 1 tazza di latte di cocco o acqua

- 1/2 cucchiaino di curcuma in polvere (facoltativo)

Preparazione:

1. Lavare accuratamente la frutta.

2. Sbucciare il mango e la papaya, tagliarli a pezzetti.

3. Sbucciare il kiwi e tagliarlo a fette.

4. Inserire tutti gli ingredienti nel frullatore e frullare fino a ottenere un composto liscio e omogeneo.

5. Se il frullato risulta troppo denso, aggiungere un altro po' di latte di cocco o acqua.

6. Gustare subito il frullato, ben fresco.

Informazioni nutrizionali (per porzione):

- Calorie: circa 300

- Proteine: 4 grammi

- Grassi: 15 grammi

- Carboidrati: 45 grammi

- Fibre: 5 grammi

- Vitamina C: 120 mg (200% del valore giornaliero raccomandato)

- Potassio: 700 mg (20% del valore giornaliero raccomandato)

- Betacarotene: 10.000 UI (200% del valore giornaliero raccomandato)

- Antiossidanti: elevato contenuto di carotenoidi e flavonoidi

Benefici per la pelle degli ingredienti:

- **Mango:** ricco di betacarotene, un precursore della vitamina A che aiuta a rinnovare le cellule della pelle e a ridurre le rughe.

- **Papaya:** ricca di vitamina C e papaina, un enzima che aiuta a esfoliare delicatamente la pelle e a renderla più luminosa.

- **Kiwi:** ricco di vitamina C e vitamina E, antiossidanti che combattono i radicali liberi e proteggono la pelle dai danni dell'invecchiamento.

- **Succo d'arancia:** ricco di vitamina C, un nutriente essenziale per la produzione di collagene.

- **Latte di cocco:** ricco di acidi grassi che aiutano a idratare la pelle e a mantenerla elastica.

- **Curcuma:** ricca di curcumina, un composto antinfiammatorio che aiuta a ridurre l'arrossamento della pelle e a contrastare l'acne.

Consigli:

- Per un frullato ancora più cremoso, utilizzare latte di cocco al posto dell'acqua.

- Se non hai la curcuma in polvere, puoi utilizzare un pezzettino di radice di curcuma fresca grattugiata.

- Puoi aggiungere un pizzico di zenzero fresco grattugiato per un gusto più speziato.

- Questo frullato è un'ottima fonte di energia e un perfetto alleato per iniziare la giornata con vitalità.

Frullato antiossidante "Bosco incantato"

Ingredienti (per 1 persona):

- 1/2 tazza di mirtilli freschi o congelati

- 1/2 tazza di lamponi freschi o congelati

- 1/4 di tazza di more fresche o congelate

- 1 banana media

- 1 cucchiaio di semi di chia

- 1 tazza di yogurt greco o latte vegetale (mandorle, riso, avena)

- 1 cucchiaino di miele (facoltativo)

Preparazione:

1. Lavare accuratamente la frutta.

2. Sbucciare la banana e tagliarla a pezzetti.

3. Inserire tutti gli ingredienti nel frullatore e frullare fino a ottenere un composto liscio e omogeneo.

4. Se il frullato risulta troppo denso, aggiungere un altro po' di yogurt greco o latte vegetale.

5. Dolcificare con miele a piacere.

6. Gustare subito il frullato, ben fresco.

Informazioni nutrizionali (per porzione):

- Calorie: circa 350

- Proteine: 15 grammi

- Grassi: 10 grammi

- Carboidrati: 55 grammi

- Fibre: 8 grammi

- Vitamina C: 150 mg (250% del valore giornaliero raccomandato)

- Manganese: 2 mg (10% del valore giornaliero raccomandato)

- Antiossidanti: elevato contenuto di antocianine e flavonoidi

Benefici per la pelle degli ingredienti:

- **Mirtilli:** ricchi di antocianine, potenti antiossidanti che combattono i radicali liberi e proteggono la pelle dai danni dell'invecchiamento.

- **Lamponi:** ricchi di vitamina C e acido ellagico, un composto che aiuta a ridurre l'infiammazione e a proteggere la pelle dai danni del sole.

- **More:** ricche di vitamina C e fibre, che aiutano a mantenere la pelle idratata e a prevenire la secchezza.

- **Banana:** ricca di potassio, che aiuta a regolare l'idratazione della pelle e a prevenire la secchezza.

- **Semi di chia:** ricchi di omega-3, acidi grassi che aiutano a ridurre l'infiammazione e a mantenere la pelle idratata.

- **Yogurt greco:** ricco di proteine e calcio, importanti per la salute della pelle.

- **Latte vegetale:** il latte di mandorle, in particolare, è ricco di vitamina E, un altro potente antiossidante che protegge le cellule dai danni.

- **Miele:** un antibatterico naturale che aiuta a lenire la pelle irritata e a promuovere la guarigione delle ferite.

Consigli:

- Per un gusto più intenso, utilizzare solo mirtilli freschi.

- Se non hai i semi di chia, puoi sostituirli con un cucchiaio di semi di lino.

- Puoi aggiungere un pizzico di cannella in polvere per un aroma più speziato.

- Questo frullato è un ottimo dessert o una merenda sana e nutriente.

Frullato antiossidante "Vigore Verde"

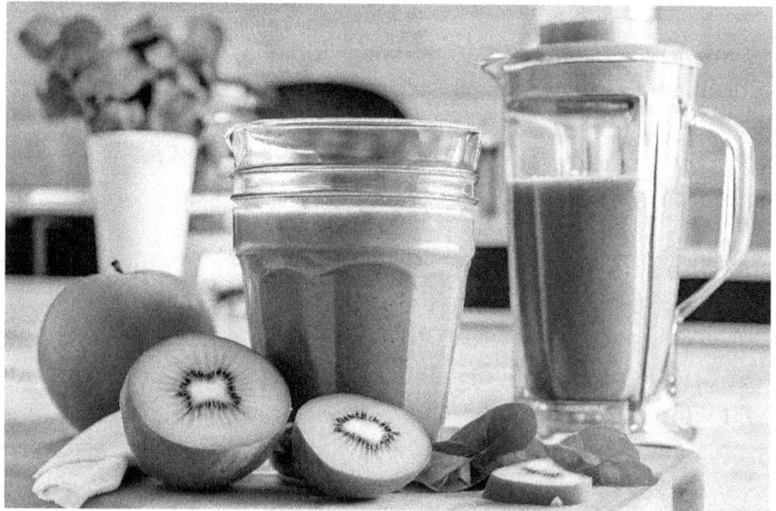

Ingredienti (per 1 persona):

- 1 banana media

- 1 manciata di spinaci baby freschi

- 1/2 mela verde

- 1 kiwi

- 1 cucchiaio di succo di limone

- 1 tazza di acqua o latte vegetale (mandorle, riso, avena)

- 1 cucchiaino di semi di chia (facoltativo)

Preparazione:

1. Lavare accuratamente la frutta e gli spinaci.

2. Sbucciare la mela e il kiwi, tagliarli a pezzetti.

3. Inserire tutti gli ingredienti nel frullatore e frullare fino a ottenere un composto liscio e omogeneo.

4. Se il frullato risulta troppo denso, aggiungere un altro po' di acqua o latte vegetale.

5. Gustare subito il frullato, ben fresco.

Informazioni nutrizionali (per porzione):

- Calorie: circa 250

- Proteine: 5 grammi

- Grassi: 5 grammi

- Carboidrati: 45 grammi

- Fibre: 5 grammi

- Vitamina C: 100 mg (167% del valore giornaliero raccomandato)

- Vitamina K: 80 mcg (100% del valore giornaliero raccomandato)

- Potassio: 600 mg (17% del valore giornaliero raccomandato)

- Antiossidanti: elevato contenuto di clorofilla, antocianine e flavonoidi

Benefici per la pelle degli ingredienti:

- **Banana:** ricca di potassio, che aiuta a regolare l'idratazione della pelle e a prevenire la secchezza.

- **Spinaci baby:** ricchi di vitamina C, vitamina K e luteina, un antiossidante che aiuta a proteggere la pelle dai danni del sole.

- **Mela verde:** ricca di fibre e pectina, che aiutano a depurare la pelle e a mantenerla elastica.

- **Kiwi:** ricco di vitamina C e vitamina E, antiossidanti che combattono i radicali liberi e proteggono la pelle dai danni dell'invecchiamento.

- **Succo di limone:** ricco di vitamina C e acido citrico, che aiutano a illuminare la pelle e a ridurre le macchie scure.

- **Acqua:** idrata la pelle

- **Latte vegetale:** il latte di mandorle, in particolare, è ricco di vitamina E, un altro potente antiossidante che protegge le cellule dai danni.

Succhi

Succo antiossidante "Arcobaleno di Salute" (con estrattore)

Ingredienti (per 1 persona):

- 1 arancia rossa

- 1/2 barbabietola piccola

- 1 mela rossa

- 1 carota

- 1 gambo di sedano

- 1 cucchiaino di zenzero fresco (facoltativo)

Preparazione:

1. Lavare accuratamente la frutta e il sedano.

2. Tagliare l'arancia, la barbabietola, la mela e la carota a pezzi.

3. Inserire tutti gli ingredienti nell'estrattore e seguire le istruzioni del modello per ottenere il succo.

4. Se il succo risulta troppo denso, aggiungere un po' di acqua.

5. Gustare subito il succo, ben fresco.

Informazioni nutrizionali (per porzione):

- Calorie: circa 200

- Proteine: 3 grammi

- Grassi: 1 grammo

- Carboidrati: 45 grammi

- Fibre: 5 grammi

- Vitamina A: 5.000 UI (100% del valore giornaliero raccomandato)

- Vitamina C: 120 mg (200% del valore giornaliero raccomandato)

- Potassio: 600 mg (17% del valore giornaliero raccomandato)

- Antiossidanti: elevato contenuto di antocianine, carotenoidi e flavonoidi

Benefici per la pelle degli ingredienti:

- **Arancia rossa:** ricca di antocianine e vitamina C, potenti antiossidanti che combattono i radicali liberi e proteggono la pelle dai danni dell'invecchiamento.

- **Barbabietola:** ricca di betalaine, un pigmento con proprietà antiossidanti e antinfiammatorie che aiutano a ridurre l'arrossamento della pelle e a contrastare l'acne.

- **Mela rossa:** ricca di fibre e pectina, che aiutano a depurare la pelle e a mantenerla elastica.

- **Carota:** ricca di betacarotene, un precursore della vitamina A che aiuta a rinnovare le cellule della pelle e a ridurre le rughe.

- **Sedano:** ricco di vitamine e minerali, tra cui calcio e potassio, che aiutano a mantenere la pelle idratata e tonica.

- **Zenzero:** ricco di gingerole, un composto antinfiammatorio che aiuta a ridurre l'arrossamento della pelle e a migliorare la circolazione.

Consigli:

- Per un gusto più dolce, aggiungere un pizzico di miele o sciroppo d'acero.

- Se non hai l'estrattore, puoi utilizzare una centrifuga, ma il succo potrebbe risultare di consistenza un po' diversa.

- Questo succo è un ottimo energizzante naturale e un perfetto alleato per iniziare la giornata con vitalità.

Succo detox "Pelle Splendente" (con centrifuga)

Ingredienti (per 1 persona):

- 1 mela verde

- 1 cetriolo

- 1 finocchio piccolo

- 1 gambo di sedano

- 1 limone (solo il succo)

- 1 pizzico di curcuma in polvere (facoltativo)

Preparazione:

1. Lavare accuratamente la frutta e il sedano.

2. Tagliare la mela, il cetriolo, il finocchio e il sedano a pezzi.

3. Inserire tutti gli ingredienti nella centrifuga e seguire le istruzioni del modello per ottenere il succo.

4. Aggiungere il succo di limone e la curcuma in polvere (se desiderato) e mescolare bene.

5. Gustare subito il succo, ben fresco.

Informazioni nutrizionali (per porzione):

- Calorie: circa 150

- Proteine: 2 grammi

- Grassi: 0 grammi

- Carboidrati: 35 grammi

- Fibre: 5 grammi

- Vitamina C: 100 mg (167% del valore giornaliero raccomandato)

- Potassio: 500 mg (14% del valore giornaliero raccomandato)

- Antiossidanti: elevato contenuto di clorofilla, flavonoidi e limonene

Benefici per la pelle degli ingredienti:

- **Mela verde:** ricca di fibre e pectina, che aiutano a depurare la pelle e a mantenerla elastica. Contiene anche vitamina C, un potente antiossidante che combatte i radicali liberi e protegge la pelle dai danni dell'invecchiamento.

- **Cetriolo:** ricco di acqua e minerali, come il potassio, che aiutano a idratare la pelle e a ridurre il gonfiore. Contiene anche vitamina C e cucurbitacei, composti che hanno proprietà antinfiammatorie e lenitive.

- **Finocchio:** ricco di vitamine e minerali, tra cui potassio e calcio, che aiutano a mantenere la pelle tonica e idratata. Contiene anche flavonoidi, antiossidanti che combattono i radicali liberi e proteggono la pelle dai danni del sole.

- **Sedano:** ricco di vitamine e minerali, tra cui calcio e potassio, che aiutano a mantenere la pelle idratata e tonica. Contiene anche clorofilla, un pigmento con proprietà antiossidanti e antinfiammatorie che aiutano a depurare la pelle e a ridurre l'arrossamento.

- **Limone:** ricco di vitamina C, un potente antiossidante che combatte i radicali liberi e protegge la pelle dai danni dell'invecchiamento. Contiene anche acido citrico, che aiuta a illuminare la pelle e a ridurre le macchie scure.

- **Curcuma (facoltativo):** ricca di curcumina, un composto antinfiammatorio che aiuta a ridurre l'arrossamento della pelle e a migliorare la circolazione. Ha anche proprietà antiossidanti che combattono i radicali liberi e proteggono la pelle dai danni dell'invecchiamento.

Consigli:

- Per un gusto più dolce, aggiungere un pizzico di miele o sciroppo d'acero.

- Se non hai la centrifuga, puoi utilizzare un estrattore, ma il succo potrebbe risultare di consistenza diversa.

- Questo succo è un ottimo depurativo naturale e un perfetto alleato per una pelle luminosa e sana.

Suggerimenti per modificare i frullati e i succhi sempre a beneficio della tua pelle

Frullati:

- **AggiungI frutta diversa:** Sperimenta con diversi tipi di frutti per trovare i tuoi preferiti. Ad esempio, puoi sostituire i mirtilli con le fragole o i lamponi (ricchi di antocianine per una pelle luminosa e uniforme), la banana con un mango (ricco di vitamina C per un'azione antiossidante e anti-età) o un avocado (ricco di grassi sani per una pelle idratata e nutrita), la mela con una pera (ricca di fibre per una digestione ottimale e una pelle sana) o una pesca (ricca di betacarotene per una pelle elastica e protetta dai danni del sole).

- **Cambia la base liquida:** Invece dell'acqua o del latte vegetale, puoi utilizzare yogurt greco (ricco di proteine e calcio per una pelle tonica e rinforzata), kefir (ricco di probiotici per una flora intestinale sana e una pelle luminosa) o latte di cocco (ricco di grassi sani e idratanti per una pelle morbida e vellutata).

- **Aggiungi verdure a foglia verde:** Gli spinaci (ricchi di vitamina A per una vista acuta e una pelle sana), il cavolo kale (ricco di vitamina C per un'azione antiossidante e anti-età) e la lattuga romana (ricca di acqua per una pelle idratata e depurata) sono ricchi di vitamine e minerali e possono dare ai tuoi frullati una spinta nutrizionale.

- **Insaporisci con spezie:** Aggiungi un pizzico di cannella (regola la glicemia e aiuta a contrastare l'invecchiamento precoce della pelle), zenzero (proprietà antinfiammatorie per una pelle sana e luminosa), curcuma (proprietà antiossidanti e antinfiammatorie per una pelle protetta dai danni del sole) o noce moscata (proprietà digestive per una pelle sana) per un sapore più speziato e per aumentare i benefici per la salute.

- **Utilizza dolcificanti naturali:** Se i tuoi frullati non sono abbastanza dolci, aggiungi un po' di miele (proprietà antibatteriche per una pelle sana) sciroppo d'acero (ricco di minerali per una pelle nutrita) o un dattero (ricco di fibre e potassio per una pelle sana e idratata) per dolcificare in modo naturale.

Succhi:

- **Combina diverse verdure:** Abbina verdure a foglia verde (come spinaci, cavolo kale o lattuga romana) con verdure più dolci come carote (ricche di betacarotene per una pelle elastica e protetta dai danni del sole), barbabietole (ricche di antocianine per una pelle luminosa e uniforme) o sedano (ricco di acqua per una pelle idratata e depurata) per un gusto più bilanciato.

- **Aggiungi frutta per la dolcezza:** Se i tuoi succhi sono troppo amari, aggiungi un po' di mela (ricca di fibre per una digestione ottimale e una pelle sana), pera (ricca di potassio per una pelle idratata e tonica) o ananas (ricco di enzimi digestivi per una pelle sana) per renderli più dolci.

- **Utilizza erbe aromatiche e spezie:** Aggiungi un pizzico di menta (proprietà rinfrescanti per una pelle tonica e vitale), basilico (proprietà antiossidanti per una pelle protetta dai danni del sole), zenzero (proprietà antinfiammatorie per una pelle sana e luminosa) o curcuma (proprietà antiossidanti e antinfiammatorie per una pelle protetta dai danni del sole) per un sapore più interessante e per aumentare i benefici per la salute.

- **Diluisci con acqua o latte vegetale:** Se i tuoi succhi sono troppo concentrati, diluiscili con acqua (per una pelle idratata e depurata) o latte vegetale (ricco di grassi sani e idratanti per una pelle morbida e vellutata) per renderli più facili da bere.

Ricordati che é importante scegliere ingredienti freschi e di stagione per ottenere i massimi benefici nutrizionali. Lava accuratamente tutta la frutta e la verdura prima di utilizzarla e assicurati di bere i tuoi frullati e succhi con regolarità per poter godere dei loro benefici.

Insalata "Pelle Splendente"

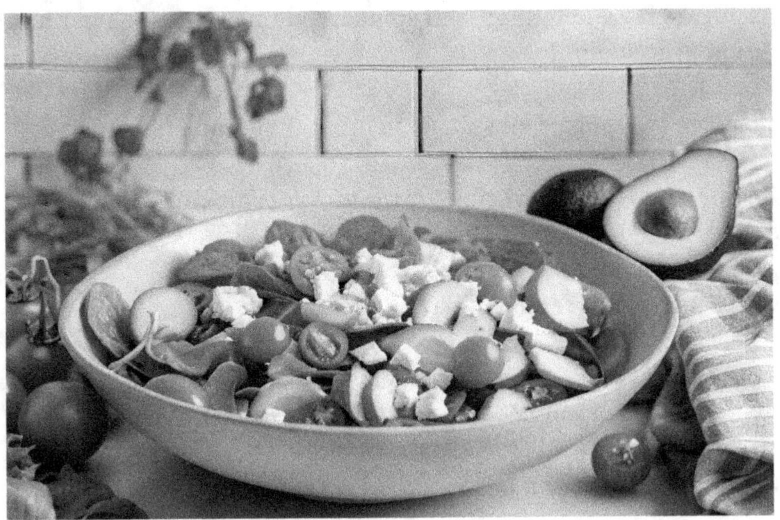

Ingredienti (per 1 persona):

- 50 gr di lattuga romana

- 15 gr di spinaci

- 40 gr di pomodori ciliegini

- 1/4 di cetriolo, a fette

- 1/4 di avocado, a cubetti

- 40 gr di feta sbriciolata

- 1 cucchiaio di semi di chia

- 1 cucchiaio di olio extravergine d'oliva

- 1 cucchiaio di succo di limone

- Sale e pepe qb

Preparazione:

1. Lavare accuratamente la lattuga e gli spinaci.

2. Asciugare bene la lattuga e gli spinaci con una centrifuga per insalata o un canovaccio pulito.

3. Disporre la lattuga e gli spinaci in una ciotola capiente.

4. Aggiungere i pomodori ciliegini, il cetriolo, l'avocado e la feta sbriciolata.

5. Cospargere con i semi di chia.

6. In una piccola ciotola, sbatti insieme l'olio extravergine d'oliva, il succo di limone, il sale e il pepe.

7. Condire l'insalata con la vinaigrette e mescolare delicatamente.

8. Servire subito e gustare!

Informazioni nutrizionali (per porzione):

- Calorie: circa 350

- Proteine: 15 grammi

- Grassi: 20 grammi

- Carboidrati: 15 grammi

- Fibre: 5 grammi

- Vitamina C: 60 mg (100% del valore giornaliero raccomandato)

- Vitamina K: 80 mcg (100% del valore giornaliero raccomandato)

- Potassio: 500 mg (14% del valore giornaliero raccomandato)

- Antiossidanti: elevato contenuto di carotenoidi, flavonoidi e vitamina E

Benefici per la pelle degli ingredienti:

- **Lattuga romana:** ricca di vitamina A, importante per una pelle sana e luminosa. Contiene anche nitrati, che aiutano a migliorare la circolazione sanguigna e a ridurre l'infiammazione.

- **Spinaci:** ricchi di vitamina C, un potente antiossidante che combatte i radicali liberi e protegge la pelle dai danni dell'invecchiamento. Contengono anche ferro, che aiuta a ossigenare la pelle e a mantenerla sana.

- **Pomodori ciliegini:** ricchi di licopene, un potente antiossidante che protegge la pelle dai danni del sole. Contengono anche vitamina C e potassio, importanti per una pelle sana e idratata.

- **Cetriolo:** ricco di acqua e minerali, come il potassio, che aiutano a idratare la pelle e a ridurre il gonfiore. Contiene anche vitamina C e cucurbitacei, composti con proprietà antinfiammatorie e lenitive.

- **Avocado:** ricco di grassi sani, come gli acidi grassi omega-3, che aiutano a mantenere la pelle idratata e nutrita. Contiene anche vitamina E, un potente antiossidante che protegge la pelle dai danni dell'invecchiamento.

- **Feta:** ricca di proteine e calcio, importanti per una pelle tonica e rinforzata. Contiene anche zinco, che aiuta a regolare la produzione di sebo e a contrastare l'acne.

- **Semi di chia:** ricchi di fibre, che aiutano la digestione e la salute intestinale, importante per una pelle sana. Contengono anche acidi grassi omega-3, vitamina E e antiossidanti, benefici per la pelle.

- **Olio extravergine d'oliva:** ricco di acidi grassi monoinsaturi e vitamina E, che aiutano a proteggere la pelle dai danni dell'invecchiamento e a mantenerla idratata.

- **Succo di limone:** ricco di vitamina C, un potente antiossidante che combatte i radicali liberi e protegge la pelle dai danni dell'invecchiamento. Contiene anche acido citrico, che aiuta a illuminare la pelle e a ridurre le macchie scure.

Consigli:

- Per un gusto più saporito, puoi aggiungere un pizzico di origano, basilico o altre erbe aromatiche a tua scelta.

- Se non ami l'avocado, puoi sostituirlo con un altro frutto ricco di grassi sani, come per esempio le noci o la frutta secca a guscio in generale, oppure del salmone.

- Puoi aggiungere altre verdure alla tua insalata, per renderla ancora più benefica e gustosa.

Insalata "Pelle Luminosa"

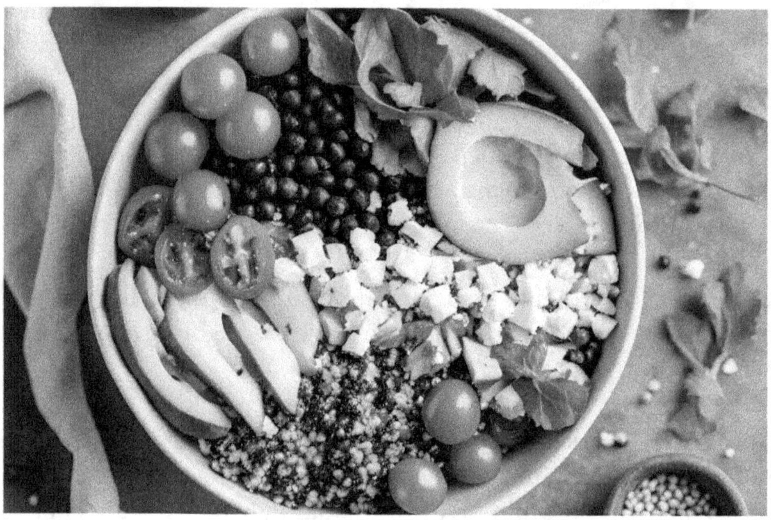

Ingredienti (per 1 persona):

- 185 gr di quinoa cotta (a crudo circa 60 gr)

- 80 gr di ceci neri cotti

- 40 gr di pomodori ciliegini

- 1/4 di cetriolo, a fette

- 1/4 di avocado, a cubetti

- 40 gr di feta sbriciolata

- 1 cucchiaio di semi di girasole

- 2 cucchiai di olio extravergine d'oliva

- 1 cucchiaio di succo di lime

- Sale e pepe qb

Preparazione:

1. Cuocere la quinoa e i ceci neri secondo le istruzioni sulla confezione.

2. Scolare la quinoa e i ceci neri e lasciarli raffreddare.

3. In una ciotola capiente, combinare la quinoa raffreddata, i ceci neri, i pomodori ciliegini, il cetriolo, l'avocado e la feta sbriciolata.

4. Cospargere con i semi di girasole.

5. In una piccola ciotola, sbatti insieme l'olio extravergine d'oliva, il succo di lime, il sale e il pepe.

6. Condire l'insalata con la vinaigrette e mescolare delicatamente.

7. Servire subito e gustare!

Informazioni nutrizionali (per porzione):

- Calorie: circa 450

- Proteine: 25 grammi

- Grassi: 20 grammi

- Carboidrati: 40 grammi

- Fibre: 10 grammi

- Ferro: 15 mg (8% del valore giornaliero raccomandato)

- Magnesio: 100 mg (25% del valore giornaliero raccomandato)

- Acido folico: 400 mcg (100% del valore giornaliero raccomandato)

Benefici per la pelle degli ingredienti:

- **Quinoa:** ricca di proteine, fibre e ferro, che sono importanti per una pelle sana. Contiene anche antiossidanti, che combattono i radicali liberi e proteggono la pelle dai danni dell'invecchiamento.

- **Ceci neri:** ricchi di proteine, fibre e zinco, che sono importanti per una pelle sana. Contengono anche antossidanti, che combattono i radicali liberi e proteggono la pelle dai danni dell'invecchiamento.

- **Pomodori ciliegini:** ricchi di licopene, un potente antiossidante che protegge la pelle dai danni del sole. Contengono anche vitamina C e potassio, importanti per una pelle sana e idratata.

- **Cetriolo:** ricco di acqua e minerali, come il potassio, che aiutano a idratare la pelle e a ridurre il gonfiore. Contiene anche vitamina C e cucurbitacei, composti con proprietà antinfiammatorie e lenitive.

- **Avocado:** ricco di grassi sani, come gli acidi grassi omega-3, che aiutano a mantenere la pelle idratata e nutrita. Contiene anche vitamina E, un potente antiossidante che protegge la pelle dai danni dell'invecchiamento.

- **Feta:** ricca di proteine e calcio, importanti per una pelle tonica e rinforzata. Contiene anche zinco, che aiuta a regolare la produzione di sebo e a contrastare l'acne.

- **Semi di girasole:** ricchi di vitamina E, un potente antiossidante che protegge la pelle dai danni dell'invecchiamento. Contengono anche zinco, che aiuta a regolare la produzione di sebo e a contrastare l'acne.

- **Olio extravergine d'oliva:** ricco di acidi grassi monoinsaturi e vitamina E, che aiutano a proteggere la pelle dai danni dell'invecchiamento e a mantenerla idratata.

- **Succo di lime:** ricco di vitamina C, un potente antiossidante che combatte i radicali liberi e protegge la pelle dai danni dell'invecchiamento. Contiene anche acido citrico, che aiuta a illuminare la pelle e a ridurre le macchie scure.

Consigli:

- Per un gusto più piccante, puoi aggiungere un pizzico di peperoncino o di peperoncino jalapeño tritato.

- Se non ami i ceci neri, puoi sostituirli con altri legumi, come fagioli neri o lenticchie.

- Puoi aggiungere altre verdure alla tua insalata, come carote, peperoni o olive.

- Puoi preparare l'insalata in anticipo e portarla con te al lavoro o per un picnic.

Insalata "Esplosione di Vitamine" (Vegana)

Ingredienti (per 1 persona):

- 185 gr di quinoa cotta (circa 60 gr a crudo)

- 80 gr di ceci rossi cotti

- 40 gr di pomodorini

- 1/4 di cetriolo a fette

- 1/4 di avocado a cubetti

- 40 gr di tofu sbriciolato

- 15 gr di olive nere

- 1 cucchiaio di semi di canapa

- 2 cucchiai di olio extravergine d'oliva

- 1 cucchiaio di succo di limone

- Sale e pepe qb

Preparazione:

1. Cuocere la quinoa e i ceci rossi secondo le istruzioni sulla confezione.

2. Scolare la quinoa e i ceci rossi e lasciarli raffreddare.

3. In una ciotola capiente, combinare la quinoa raffreddata, i ceci rossi, i pomodorini, il cetriolo, l'avocado e il tofu sbriciolato.

4. Aggiungere le olive nere e i semi di canapa.

5. In una piccola ciotola, sbatti insieme l'olio extravergine d'oliva, il succo di limone, il sale e il pepe.

6. Condire l'insalata con la vinaigrette e mescolare delicatamente.

7. Servire subito e gustare!

Informazioni nutrizionali (per porzione):

- Calorie: circa 400

- Proteine: 20 grammi

- Grassi: 15 grammi

- Carboidrati: 45 grammi

- Fibre: 10 grammi

- Ferro: 8 mg (4% del valore giornaliero raccomandato)

- Magnesio: 50 mg (13% del valore giornaliero raccomandato)

- Vitamina C: 60 mg (100% del valore giornaliero raccomandato)

Benefici per la pelle degli ingredienti:

- **Quinoa:** ricca di proteine, fibre e ferro, che sono importanti per una pelle sana. Contiene anche antiossidanti, che combattono i radicali liberi e proteggono la pelle dai danni dell'invecchiamento.

- **Ceci rossi:** ricchi di proteine, fibre e zinco, che sono importanti per una pelle sana. Contengono anche antossidanti, che combattono i radicali liberi e proteggono la pelle dai danni dell'invecchiamento.

- **Pomodorini:** ricchi di licopene, un potente antiossidante che protegge la pelle dai danni del sole. Contengono anche vitamina C e potassio, importanti per una pelle sana e idratata.

- **Cetriolo:** ricco di acqua e minerali, come il potassio, che aiutano a idratare la pelle e a ridurre il gonfiore. Contiene anche vitamina C e cucurbitacei, composti con proprietà antinfiammatorie e lenitive.

- **Avocado:** ricco di grassi sani, come gli acidi grassi omega-3, che aiutano a mantenere la pelle idratata e nutrita. Contiene anche vitamina E, un potente antiossidante che protegge la pelle dai danni dell'invecchiamento.

- **Tofu:** ricco di proteine e calcio, importanti per una pelle tonica e rinforzata. Contiene anche isoflavoni, composti che possono aiutare a ridurre i segni dell'invecchiamento.

- **Olive nere:** ricche di vitamina E, un potente antiossidante che protegge la pelle dai danni dell'invecchiamento. Contengono anche grassi sani, che aiutano a mantenere la pelle idratata.

- **Semi di canapa:** ricchi di acidi grassi omega-3 e omega-6, che aiutano a mantenere la pelle idratata e a ridurre l'infiammazione. Contengono anche vitamina E, un potente antiossidante che protegge la pelle dai danni dell'invecchiamento.

- **Olio extravergine d'oliva:** ricco di acidi grassi monoinsaturi e vitamina E, che aiutano a proteggere la pelle dai danni dell'invecchiamento e a mantenerla idratata.

- **Succo di limone:** ricco di vitamina C, un potente antiossidante che combatte i radicali liberi e protegge la pelle dai danni dell'invecchiamento. Contiene anche acido citrico, che aiuta a illuminare la pelle e a ridurre le macchie scure.

Consigli:

- **Per un gusto più intenso:** puoi aggiungere un pizzico di origano, basilico o altre erbe aromatiche a tua scelta per esaltare i sapori dell'insalata.

- **Alternative al tofu:** se non sei un fan del tofu, puoi sostituirlo con un altro ingrediente ricco di proteine vegetali, come tempeh grigliato, fagioli neri o lenticchie.

- **Verdure a piacere:** puoi personalizzare l'insalata aggiungendo altre verdure di tuo gradimento, come carote grattugiate, peperoni tagliati a striscioline o spinaci freschi.

- **Un pasto completo:** per rendere l'insalata un pasto più completo, puoi accompagnarla con una porzione di pane integrale o con qualche cracker o crostino integrale croccante.

- **Conservazione:** l'insalata "Esplosione di Vitamine" si conserva bene in frigorifero per un paio di giorni. Assicurati di riporla in un contenitore ermetico per mantenere la freschezza degli ingredienti.

Insalata "Energia e Benessere" (Vegana)

Ingredienti (per 1 persona):

- 180 gr di orzo perlato cotto (circa 60 gr a crudo)

- 80 gr di ceci neri cotti

- 40 gr di pomodorini

- 1/4 di cetriolo a fette

- 1/4 di avocado a cubetti

- 30 gr di mandorle tritate

- 2 cucchiai di semi di lino macinati

- 2 cucchiai di olio extravergine d'oliva

- 1 cucchiaio di succo di limone

- Sale e pepe qb

Preparazione:

1. Cuocere l'orzo perlato e i ceci neri: segui le istruzioni sulla confezione per cuocere l'orzo perlato e i ceci neri. Se hai poco tempo, puoi utilizzare l'orzo perlato e i ceci neri precotti.

2. Scolare e raffreddare: una volta cotti, scola l'orzo perlato e i ceci neri e lasciali raffreddare completamente.

3. Preparare la base dell'insalata: in una ciotola capiente, unisci l'orzo perlato raffreddato, i ceci neri, i pomodorini tagliati a metà, il cetriolo a fette e l'avocado a cubetti. Mescola delicatamente per distribuire gli ingredienti in modo uniforme.

4. Aggiungere le mandorle e i semi di lino: unisci le mandorle tritate e i semi di lino macinati all'insalata per un tocco di croccantezza e nutrimento.

5. Preparare la vinaigrette: in una piccola ciotola, sbatti insieme l'olio extravergine d'oliva, il succo di limone, il sale e il pepe a piacere. Assicurati di mescolare bene fino a ottenere un'emulsione omogenea.

6. Condire l'insalata: versa la vinaigrette sull'insalata e mescola delicatamente per distribuire il condimento in modo uniforme su tutti gli ingredienti.

7. Servire e gustare: l'insalata "Energia e Benessere" è pronta per essere gustata! Puoi servirla subito a temperatura ambiente o conservarla in frigorifero per un pasto fresco più tardi.

Consigli:

- Per un sapore più intenso, puoi aggiungere un pizzico di origano, basilico o altre erbe aromatiche a tua scelta.

- Se non ami i ceci neri, puoi sostituirli con altri legumi, come fagioli neri o lenticchie.

- Personalizza l'insalata aggiungendo altre verdure di tuo gradimento, come carote grattugiate, peperoni tagliati a striscioline o spinaci freschi.

- Per un pasto completo, accompagna l'insalata con una porzione di pane integrale o qualche cracker croccante.

- L'insalata "Energia e Benessere" si conserva bene in frigorifero per un paio di giorni. Assicurati di riporla in un contenitore ermetico per mantenere la freschezza degli ingredienti.

Informazioni nutrizionali (per porzione):

- Calorie: circa 350

- Proteine: 15 grammi

- Grassi: 18 grammi

- Carboidrati: 30 grammi

- Fibre: 8 grammi

- Ferro: 8 mg (4% del valore giornaliero raccomandato)

- Magnesio: 80 mg (20% del valore giornaliero raccomandato)

- Vitamina C: 60 mg (100% del valore giornaliero raccomandato)

- Vitamina E: 10 mg (67% del valore giornaliero raccomandato)

***Benefici per la pelle:**

Questa insalata è ricca di nutrienti che possono apportare benefici alla salute della pelle:

- **Antiossidanti:** i pomodori, l'avocado e le mandorle combattono i radicali liberi, aiutando a proteggere la pelle dai danni dell'invecchiamento e dall'inquinamento atmosferico.

- **Vitamine:** l'orzo perlato, i ceci neri e il succo di limone forniscono un alto contenuto di vitamine C ed E, essenziali per mantenere la pelle sana e luminosa.

- **Minerali:** i ceci neri, le mandorle e i semi di lino sono ricchi di minerali come zinco, ferro e magnesio, importanti per la salute e la bellezza della pelle.

- **Acidi grassi omega-3:** l'avocado e i semi di lino contengono acidi grassi omega-3 che riducono l'infiammazione e mantengono la pelle morbida ed elastica.

Insalata "Mediterranea Classica"

Ingredienti (per 1 persona):

- 150 g di lattuga romana

- 80 g di pomodorini

- 70 g di tonno sott'olio sgocciolato

- 50 g di olive nere denocciolate

- 1 cipolla rossa piccola

- 1 cetriolo

- 2 cucchiai di olio extravergine d'oliva

- 1 cucchiaio di succo di limone

- Sale e pepe qb

Preparazione:

1. Lavare e asciugare la lattuga romana: sciacquare accuratamente le foglie di lattuga sotto acqua corrente e asciugarle bene con un canovaccio o una centrifuga per insalata.

2. Tagliare i pomodorini: tagliare i pomodorini a metà o in quarti, a seconda della loro dimensione.

3. Sminuzzare il tonno: sgocciolare il tonno dall'olio e sminuzzarlo con una forchetta.

4. Tagliare le olive: tagliare le olive nere a rondelle.

5. Affettare la cipolla e il cetriolo: affettare sottilmente la cipolla rossa e il cetriolo.

6. Preparare la vinaigrette: in una ciotola capiente, sbatti insieme l'olio extravergine d'oliva, il succo di limone, il sale e il pepe a piacere.

7. Comporre l'insalata: in una grande insalatiera, disporre la lattuga romana, i pomodorini tagliati, il tonno sminuzzato, le olive nere, la cipolla affettata e il cetriolo.

8. Condire e servire: irrorare l'insalata con la vinaigrette preparata e mescolare delicatamente per distribuire il condimento in modo uniforme. Servire subito e gustare!

Consigli:

- Per un gusto più intenso, puoi aggiungere un pizzico di origano, basilico o altre erbe aromatiche a tua scelta.

- Se preferisci un sapore più piccante, puoi aggiungere un peperoncino fresco tritato o un pizzico di peperoncino in polvere.

- Puoi sostituire il tonno con altri tipi di pesce, come sgombro o salmone.

- Per un'insalata più ricca, puoi aggiungere dei cubetti di feta o di mozzarella.

- L'insalata "Mediterranea Classica" è un ottimo piatto da portare a un picnic o a una cena tra amici.

Informazioni nutrizionali (per porzione):

- Calorie: circa 400

- Proteine: 25 grammi

- Grassi: 20 grammi

- Carboidrati: 15 grammi

- Fibre: 3 grammi

- Ferro: 3 mg (17% del valore giornaliero raccomandato)

- Vitamina C: 40 mg (67% del valore giornaliero raccomandato)

- Vitamina E: 6 mg (40% del valore giornaliero raccomandato)

Benefici per la pelle:

Anche se non è un'insalata vegana, l'insalata "Mediterranea Classica" offre comunque alcuni benefici per la pelle:

- **Antiossidanti:** i pomodorini e l'olio extravergine d'oliva sono ricchi di antiossidanti che combattono i radicali liberi, aiutando a proteggere la pelle dai danni dell'invecchiamento e dall'inquinamento atmosferico.

- **Vitamina C:** i pomodorini sono un'ottima fonte di vitamina C, essenziale per mantenere la pelle sana e luminosa.

- **Vitamina E:** l'olio extravergine d'oliva contiene vitamina E, che aiuta a mantenere la pelle idratata e morbida.

- **Acidi grassi omega-3:** il tonno è ricco di acidi grassi omega-3, che riducono l'infiammazione e possono aiutare a prevenire alcuni problemi della pelle.

Insalata di Fagioli Bianchi con Pomodori Secchi, Olive e Feta

Ingredienti (per 1 persona):

- 100 g di fagioli bianchi secchi
- 50 g di pomodori secchi
- 50 g di olive nere denocciolate
- 30 g di feta sbriciolata
- 1 cipolla rossa piccola
- 1 cetriolo
- 1 cucchiaio di olio extravergine d'oliva
- 1 cucchiaio di succo di limone
- Sale e pepe qb
- Origano fresco a piacere (facoltativo)

Preparazione:

1. Cuocere i fagioli bianchi: sciacquare i fagioli bianchi e metterli in ammollo per almeno 8 ore. Sciacquare nuovamente i fagioli e cuocerli in acqua bollente per circa 40 minuti, o fino a che sono teneri.

2. Reidratare i pomodori secchi: mettere i pomodori secchi in una ciotola con acqua tiepida e lasciarli reidratare per 15 minuti.

3. Tagliare gli ingredienti: tagliare i pomodori secchi reidratati a pezzetti, le olive nere a rondelle, la cipolla rossa a fettine sottili e il cetriolo a cubetti.

4. Comporre l'insalata: in una ciotola capiente, unire i fagioli bianchi cotti, i pomodori secchi tagliati, le olive nere, la feta sbriciolata, la cipolla rossa affettata e il cetriolo a cubetti.

5. Condire l'insalata: in una ciotola a parte, sbattere insieme l'olio extravergine d'oliva, il succo di limone, il sale e il pepe. Versare il condimento sull'insalata e mescolare bene per distribuire uniformemente.

6. Guarnire e servire: guarnire l'insalata con origano fresco a piacere (facoltativo) e servire.

Informazioni nutrizionali:

- Calorie: circa 450

- Proteine: 20 grammi

- Grassi: 25 grammi

- Carboidrati: 40 grammi

- Fibre: 15 grammi

- Ferro: 8 mg (44% del valore giornaliero raccomandato)

- Calcio: 400 mg (40% del valore giornaliero raccomandato)

- Vitamina C: 60 mg (100% del valore giornaliero raccomandato)

Benefici per la pelle:

- **Fagioli bianchi:** ricchi di proteine e fibre, che aiutano a mantenere la pelle sana e nutrita. Inoltre, contengono zinco, un minerale importante per la salute della pelle.

- **Pomodori secchi:** ricchi di licopene, un potente antiossidante che aiuta a proteggere la pelle dai danni dei radicali liberi.

- **Olive nere:** ricche di grassi sani, vitamina E e antiossidanti, che nutrono e idratano la pelle. Inoltre, contengono composti che possono aiutare a ridurre l'infiammazione.

- **Feta:** buona fonte di proteine e calcio, importanti per la salute della pelle e delle unghie.

- **Cipolla rossa:** ricca di quercetina, un composto antinfiammatorio che può aiutare a ridurre l'arrossamento e l'irritazione della pelle.

- **Cetriolo:** ricco di acqua e vitamine, che aiuta a idratare la pelle e mantenerla tonica.

Consigli:

- Per un sapore più intenso, puoi aggiungere all'insalata un pizzico di peperoncino in polvere o di erbe aromatiche a tua scelta.

- Se non hai i pomodori secchi, puoi sostituirli con pomodori freschi tagliati a pezzetti.

- Puoi aggiungere altre verdure all'insalata, come peperoni, carote o avocado.

- Per un'insalata senza glutine, assicurati di utilizzare prodotti certificati senza glutine.

Insalata di Ceci con Pomodori Secchi, Olive e Mozzarella

Ingredienti (per 1 persona):

- 100 g di ceci secchi

- 50 g di pomodori secchi

- 50 g di olive nere denocciolate

- 50 g di mozzarella fresca

- 1 cipolla rossa piccola

- 1 cetriolo

- 1 cucchiaio di olio extravergine d'oliva

- 1 cucchiaio di succo di limone

- Sale e pepe qb

- Origano fresco a piacere (facoltativo)

Preparazione:

1. Cuocere i ceci: sciacquare i ceci e metterli in ammollo per almeno 8 ore. Sciacquare nuovamente i ceci e cuocerli in acqua bollente per circa 40 minuti, o fino a che sono teneri.

2. Reidratare i pomodori secchi: mettere i pomodori secchi in una ciotola con acqua tiepida e lasciarli reidratare per 15 minuti.

3. Tagliare gli ingredienti: tagliare i pomodori secchi reidratati a pezzetti, le olive nere a rondelle, la cipolla rossa a fettine sottili e il cetriolo a cubetti.

4. Comporre l'insalata: in una ciotola capiente, unire i ceci bianchi cotti, i pomodori secchi tagliati, le olive nere, la mozzarella a cubetti, la cipolla rossa affettata e il cetriolo a cubetti.

5. Condire l'insalata: in una ciotola a parte, sbattere insieme l'olio extravergine d'oliva, il succo di limone, il sale e il pepe. Versare il condimento sull'insalata e mescolare bene per distribuire uniformemente.

6. Guarnire e servire: guarnire l'insalata con origano fresco a piacere (facoltativo) e servire.

Informazioni nutrizionali:

- Calorie: circa 500

- Proteine: 30 grammi

- Grassi: 25 grammi

- Carboidrati: 45 grammi

- Fibre: 15 grammi

- Calcio: 500 mg (50% del valore giornaliero raccomandato)

- Vitamina C: 60 mg (100% del valore giornaliero raccomandato)

Benefici per la pelle:

- **Ceci:** ricchi di proteine e fibre, che aiutano a mantenere la pelle sana e nutrita. Inoltre, contengono zinco, un minerale importante per la salute della pelle.

- **Pomodori secchi:** ricchi di licopene, un potente antiossidante che aiuta a proteggere la pelle dai danni dei radicali liberi.

- **Olive nere:** ricche di grassi sani, vitamina E e antiossidanti, che nutrono e idratano la pelle. Inoltre, contengono composti che possono aiutare a ridurre l'infiammazione.

- **Mozzarella:** buona fonte di proteine e calcio, importanti per la salute della pelle e delle unghie.

- **Cipolla rossa:** ricca di quercetina, un composto antinfiammatorio che può aiutare a ridurre l'arrossamento e l'irritazione della pelle.

- **Cetriolo:** ricco di acqua e vitamine, che aiuta a idratare la pelle e mantenerla tonica.

Consigli:

- Per un sapore più intenso, puoi aggiungere all'insalata un pizzico di peperoncino in polvere o di erbe aromatiche a tua scelta.

- Se non hai i pomodori secchi, puoi sostituirli con pomodori freschi tagliati a pezzetti.

- Puoi aggiungere altre verdure all'insalata, come peperoni, carote o avocado.

- Per un'insalata senza glutine, assicurati di utilizzare prodotti certificati senza glutine.

Consigli per modificare o adattare le ricette di insalata per la salute della pelle:

Enfatizzare le verdure a foglia verde:

- Le verdure a foglia verde come lattuga, spinaci, rucola e cavolo nero sono ricche di vitamine, minerali e antiossidanti benefici per la pelle.

- Includere almeno una porzione di verdure a foglia verde in ogni insalata.

- Variegate le verdure a foglia verde utilizzate per ottenere una varietà di nutrienti.

Aggiungere verdure e frutta colorate:

- Peperoni, pomodori, carote, barbabietole, bacche e altri frutti e verdure colorati sono ricchi di antiossidanti che combattono i radicali liberi e proteggono la pelle dai danni.

- Utilizzare una varietà di colori per rendere le insalate più invitanti e nutrienti.

- Tagliare le verdure e la frutta in forme diverse per aggiungere consistenza e interesse alle insalate.

Incorporare proteine magre:

- Le proteine magre come pollo alla griglia, pesce, tofu o tempeh aiutano a riparare e ricostruire i tessuti della pelle.

- Aggiungere una fonte di proteine magre a ogni insalata per renderla più saziante e nutriente.

- Scegliere proteine cotture salutari come grigliare, cuocere al vapore o al forno.

Utilizzare grassi sani:

- I grassi sani come olio extravergine d'oliva, avocado e noci aiutano a mantenere la pelle idratata e nutrita.

- Aggiungere una fonte di grassi sani a ogni insalata per migliorare l'assorbimento delle vitamine liposolubili e favorire la salute della pelle.

- Utilizzare oli spremuti a freddo e noci non salate per il massimo beneficio nutrizionale.

Condire con erbe aromatiche e spezie:

- Erbe aromatiche come basilico, menta, rosmarino e timo sono ricche di antiossidanti e composti antinfiammatori che possono giovare alla pelle.

- Le spezie come curcuma, zenzero e paprika aggiungono sapore e benefici per la salute alle tue insalate.

- Evitare condimenti confezionati ricchi di sodio e zuccheri aggiunti.

Piatti principali

Salmone al Forno con Verdure Mediterranee e Quinoa

Ingredienti (per 1 persona):

- 150 g di filetto di salmone fresco

- 80 g di zucchine

- 50 g di pomodorini

- 40 g di cipolla rossa

- 30 g di feta sbriciolata

- 20 g di quinoa cotta

- 1 cucchiaio di olio extravergine d'oliva

- 1 cucchiaio di succo di limone

- Sale e pepe qb

- Origano fresco a piacere (facoltativo)

Preparazione:

1. Preriscaldare il forno a 200°C.

2. Lavare e tagliare le verdure: lavare le zucchine, i pomodorini e la cipolla rossa. Tagliare le zucchine a rondelle, i pomodorini a metà e la cipolla a fettine sottili.

3. Condire le verdure: in una ciotola capiente, mescolare le zucchine, i pomodorini, la cipolla, l'olio extravergine d'oliva, il succo di limone, il sale e il pepe.

4. Disporre le verdure su una teglia da forno: distribuire le verdure condite su una teglia da forno foderata con carta da forno.

5. Aggiungere il salmone e la feta: posizionare il filetto di salmone sopra le verdure e cospargere con la feta sbriciolata.

6. Cuocere in forno: cuocere per 20-25 minuti, o fino a quando il salmone è cotto e le verdure sono tenere.

7. Servire con la quinoa: accompagnare il salmone e le verdure con la quinoa cotta. Guarnire con origano fresco a piacere (facoltativo).

Informazioni nutrizionali:

- Calorie: circa 450

- Proteine: 35 grammi

- Grassi: 20 grammi

- Carboidrati: 30 grammi

- Fibre: 5 grammi

- Ferro: 3 mg (17% del valore giornaliero raccomandato)

- Vitamina C: 60 mg (100% del valore giornaliero raccomandato)

- Vitamina E: 10 mg (67% del valore giornaliero raccomandato)

- Omega-3: 1 g (67% del valore giornaliero raccomandato)

Benefici per la pelle:

- **Salmone:** ricco di acidi grassi omega-3 che combattono l'infiammazione e aiutano a mantenere la pelle idratata e morbida. Inoltre, è una buona fonte di vitamina D, importante per la salute della pelle.

- **Zucchine:** ricche di antiossidanti, come la vitamina C e la luteina, che combattono i radicali liberi e proteggono la pelle dai danni dell'invecchiamento.

- **Pomodorini:** ricchi di licopene, un potente antiossidante che aiuta a proteggere la pelle dai danni del sole.

- **Cipolla rossa:** ricca di quercetina, un composto antinfiammatorio che può aiutare a ridurre l'arrossamento e l'irritazione della pelle.

- **Feta:** buona fonte di calcio, importante per la salute della pelle e delle unghie.

- **Quinoa:** ricca di proteine e fibre, che aiutano a mantenere la pelle sana e nutrita.

Consigli:

- Per un sapore più intenso, puoi marinare il salmone con erbe aromatiche e spezie a tuo gusto prima di cuocerlo.

- Se non ami la feta, puoi sostituirla con un altro formaggio a basso contenuto di grassi, come il ricotta o il parmigiano.

- Puoi aggiungere altre verdure al piatto, come peperoni, carote o melanzane.

- Per una versione vegetariana, puoi sostituire il salmone con del tofu o del tempeh.

- Se sei celiaco, assicurati di utilizzare quinoa certificata senza glutine.

Pollo al Curry con Riso Basmati e Verdure

Ingredienti (per 1 persona):

- 150 g di petto di pollo senza pelle

- 80 g di carote

- 50 g di broccoli

- 40 g di cipolla rossa

- 30 g di riso basmati integrale cotto

- 1 cucchiaio di olio extravergine d'oliva

- 1 cucchiaio di curry in polvere

- 1 spicchio d'aglio tritato

- 250 ml di latte di cocco

- Sale e pepe qb

- Coriandolo fresco tritato a piacere (facoltativo)

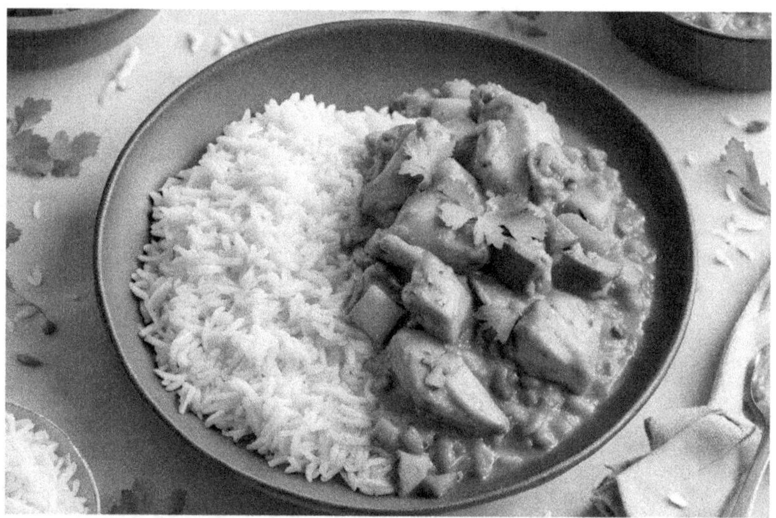

Preparazione:

1. Tagliare il pollo e le verdure: tagliare il petto di pollo a cubetti, le carote a rondelle, i broccoli a cimette e la cipolla rossa a fettine sottili.

2. Preparare il curry: in una padella capiente, scaldare l'olio extravergine d'oliva a fuoco medio. Aggiungere la cipolla e cuocere fino a che diventa trasparente. Unire l'aglio tritato e il curry in polvere e cuocere per un minuto, mescolando continuamente.

3. Aggiungere il pollo e le verdure: aggiungere il pollo a cubetti e cuocerlo per 5-7 minuti, o fino a che non è dorato su tutti i lati. Aggiungere le carote, i broccoli e la cipolla e cuocere per altri 5 minuti, o fino a che le verdure sono tenere.

4. Unire il latte di cocco e cuocere: versare il latte di cocco nella padella e mescolare bene. Portare a ebollizione, quindi ridurre la fiamma e cuocere a fuoco lento per 10-15 minuti, o fino a che il pollo e le verdure sono cotti e il sugo si è addensato.

5. Servire con il riso basmati: accompagnare il pollo al curry con il riso basmati cotto. Guarnire con coriandolo fresco tritato a piacere (facoltativo).

Informazioni nutrizionali:

- Calorie: circa 400

- Proteine: 30 grammi

- Grassi: 15 grammi

- Carboidrati: 35 grammi

- Fibre: 5 grammi

- Ferro: 3 mg (17% del valore giornaliero raccomandato)

- Vitamina A: 700 mcg (88% del valore giornaliero raccomandato)

- Vitamina C: 60 mg (100% del valore giornaliero raccomandato)

Benefici per la pelle:

- **Pollo:** buona fonte di proteine che aiutano a mantenere la pelle sana e nutrita.

- **Carote:** ricche di beta-carotene, che si converte in vitamina A nel corpo. La vitamina A è importante per la salute della pelle, degli occhi e del sistema immunitario.

- **Broccoli:** ricchi di vitamina C e sulforafano, un composto che aiuta a proteggere la pelle dai danni dei radicali liberi.

- **Cipolla rossa:** ricca di quercetina, un composto antinfiammatorio che può aiutare a ridurre l'arrossamento e l'irritazione della pelle.

- **Riso basmati:** ricco di fibre che aiutano a mantenere la pelle sana e idratata.

- **Curry:** contiene curcuma, una spezia con potenti proprietà antinfiammatorie e antiossidanti che possono aiutare a proteggere la pelle dai danni dei radicali liberi.

Consigli:

- Per un curry più piccante, puoi aggiungere un peperoncino fresco tritato o un pizzico di peperoncino in polvere.

- Se non hai il latte di cocco, puoi sostituirlo con del brodo vegetale o di pollo.

- Puoi aggiungere altre verdure al piatto, come peperoni, spinaci o fagiolini.

- Per una versione vegetariana, puoi sostituire il pollo con del tofu o del tempeh.

- Se sei celiaco, assicurati di utilizzare riso basmati certificato senza glutine.

Burger di Ceci e Quinoa con Insalata di Cavolo Viola e Avocado

Ingredienti (per 1 persona):

- 100 g di ceci secchi

- 50 g di quinoa

- 1 cipolla rossa piccola

- 1 spicchio d'aglio

- 1 cucchiaio di tahini

- 1 cucchiaio di succo di limone

- 1/2 cucchiaino di cumino in polvere

- 1/4 di cucchiaino di paprika

- Sale e pepe qb

- 4 foglie di lattuga romana

- 1/4 di cavolo viola tritato

- 1/2 avocado a fette

- 1 cucchiaio di olio extravergine d'oliva

- 1 cucchiaio di succo di lime

- Sale e pepe qb

Preparazione:

1. Cuocere i ceci e la quinoa: sciacquare i ceci e metterli in ammollo per almeno 8 ore. Sciacquare la quinoa sotto acqua corrente. In una pentola, cuocere i ceci coperti d'acqua per circa 40 minuti, o fino a che sono teneri. In un'altra pentola, cuocere la quinoa in acqua bollente per circa 15 minuti, o fino a che è cotta.

2. Preparare i burger di ceci: scolare i ceci e la quinoa cotti. In un robot da cucina, frullare i ceci, la quinoa, la cipolla tritata, l'aglio, il tahini, il succo di limone, il cumino in polvere, la paprika, il sale e il pepe fino a ottenere un composto omogeneo. Se il composto risulta troppo asciutto, aggiungere un cucchiaio di acqua alla volta fino a raggiungere la consistenza desiderata.

3. Formare i burger: dividere il composto in due parti uguali e formare due burger. Scaldare un filo d'olio in una padella antiaderente e cuocere i burger per 3-4 minuti per lato, o fino a che sono dorati.

4. Preparare l'insalata: in una ciotola, mescolare il cavolo viola tritato, l'avocado a fette, l'olio extravergine d'oliva, il succo di lime, il sale e il pepe.

5. Comporre il burger: posizionare un burger di ceci su una foglia di lattuga romana, aggiungere l'insalata di cavolo viola e avocado e coprire con l'altra foglia di lattuga.

Informazioni nutrizionali:

- Calorie: circa 450

- Proteine: 20 grammi

- Grassi: 20 grammi

- Carboidrati: 40 grammi

- Fibre: 10 grammi

- Ferro: 8 mg (44% del valore giornaliero raccomandato)

- Magnesio: 120 mg (30% del valore giornaliero raccomandato)

- Vitamina C: 60 mg (100% del valore giornaliero raccomandato)

Benefici per la pelle:

- **Ceci:** ricchi di proteine e fibre, che aiutano a mantenere la pelle sana e nutrita. Inoltre, contengono zinco, un minerale importante per la salute della pelle.

- **Quinoa:** ricca di proteine e fibre, oltre a contenere ferro, magnesio e vitamina E, tutti nutrienti importanti per la salute della pelle.

- **Cavolo viola:** ricco di vitamina C, un potente antiossidante che aiuta a proteggere la pelle dai danni dei radicali liberi. Inoltre, contiene antocianine, composti che possono aiutare a ridurre l'infiammazione e migliorare la salute della pelle.

- **Avocado:** ricco di grassi sani, vitamina E e vitamina C, che nutrono e idratano la pelle. Inoltre, contiene antiossidanti che aiutano a proteggere la pelle dai danni dei radicali liberi.

Consigli:

- Per un sapore più intenso, puoi aggiungere alle spezie del curry in polvere o del peperoncino in polvere ai burger di ceci.

- Se non hai il tahini, puoi sostituirlo con un altro burro di semi, come il burro di mandorle o il burro di arachidi.

- Puoi aggiungere altre verdure all'insalata, come carote, pomodori o cetrioli.

- Per un burger vegano senza glutine, assicurati di utilizzare quinoa certificata senza glutine.

Buddha Bowl con Tofu Marinato, Riso Venere e Verdure Grigliate

Ingredienti (per 1 persona):

- 100 g di tofu al naturale

- 2 cucchiai di salsa di soia

- 1 cucchiaio di succo di lime

- 1 cucchiaio di olio extravergine d'oliva

- 1 spicchio d'aglio tritato

- 1/2 cucchiaino di zenzero grattugiato

- 1/4 di cucchiaino di curcuma in polvere

- Sale e pepe qb

- 80 g di riso Venere a crudo

- 1 zucchina piccola

- 1 peperone rosso

- 1/2 cipolla rossa

- 1 cucchiaio di olio extravergine d'oliva per grigliare

- Semi di sesamo per guarnire (facoltativo)

Preparazione:

1. Marinare il tofu: tagliare il tofu a cubetti e metterlo in una ciotola. In un piccolo contenitore, mescolare la salsa di soia, il succo di lime, l'olio extravergine d'oliva, l'aglio tritato, lo zenzero grattugiato, la curcuma in polvere, il sale e il pepe. Versare la marinata sul tofu e mescolare bene per ricoprire uniformemente i cubetti. Lasciare marinare per almeno 30 minuti, o meglio per un'ora o due in frigorifero.

2. Cuocere il riso Venere: sciacquare il riso Venere sotto acqua corrente e cuocerlo in acqua bollente per circa 40 minuti, o fino a che è tenero.

3. Grigliare le verdure: tagliare la zucchina, il peperone rosso e la cipolla rossa a fettine. Scaldare l'olio extravergine d'oliva su una griglia o in una padella antiaderente. Grigliare le verdure per 5-7 minuti per lato, o fino a che sono tenere e leggermente dorate.

4. Cuocere il tofu marinato: scaldare un filo d'olio in una padella antiaderente e cuocere il tofu marinato per 5-7 minuti, mescolando di tanto in tanto, fino a che è dorato su tutti i lati.

5. Comporre il Buddha Bowl: distribuire il riso Venere cotto in una ciotola. Aggiungere il tofu marinato cotto, le verdure grigliate e guarnire con semi di sesamo a piacere (facoltativo).

Informazioni nutrizionali:

- Calorie: circa 400

- Proteine: 20 grammi

- Grassi: 15 grammi

- Carboidrati: 45 grammi

- Fibre: 10 grammi

- Ferro: 8 mg (44% del valore giornaliero raccomandato)

- Vitamina C: 60 mg (100% del valore giornaliero raccomandato)

- Magnesio: 80 mg (20% del valore giornaliero raccomandato)

Benefici per la pelle:

- **Tofu:** ricco di proteine e isoflavoni, che aiutano a mantenere la pelle sana e idratata. Inoltre, è una buona fonte di calcio, importante per la salute della pelle e delle unghie.

- **Riso Venere:** ricco di fibre e antocianine, composti antiossidanti che aiutano a proteggere la pelle dai danni dei radicali liberi.

- **Zucchine:** ricche di vitamina C e luteina, un potente antiossidante che aiuta a proteggere la pelle dai danni del sole.

- **Peperone rosso:** ricco di vitamina C e beta-carotene, che si converte in vitamina A nel corpo. La vitamina A è importante per la salute della pelle, degli occhi e del sistema immunitario.

- **Cipolla rossa:** ricca di quercetina, un composto antinfiammatorio che può aiutare a ridurre l'arrossamento e l'irritazione della pelle.

Consigli:

- Per un sapore più intenso, puoi aggiungere alle spezie della marinata per il tofu del curry in polvere o del peperoncino in polvere.

- Se non hai il riso Venere, puoi sostituirlo con un altro tipo di riso integrale, come il riso nero o il riso rosso.

- Puoi aggiungere altre verdure al Buddha Bowl, come pomodori, carote o broccoli.

- Per un pasto più completo, puoi accompagnare il Buddha Bowl con una porzione di hummus o di guacamole.

Frittata di Verdure con Ricotta e Parmigiano

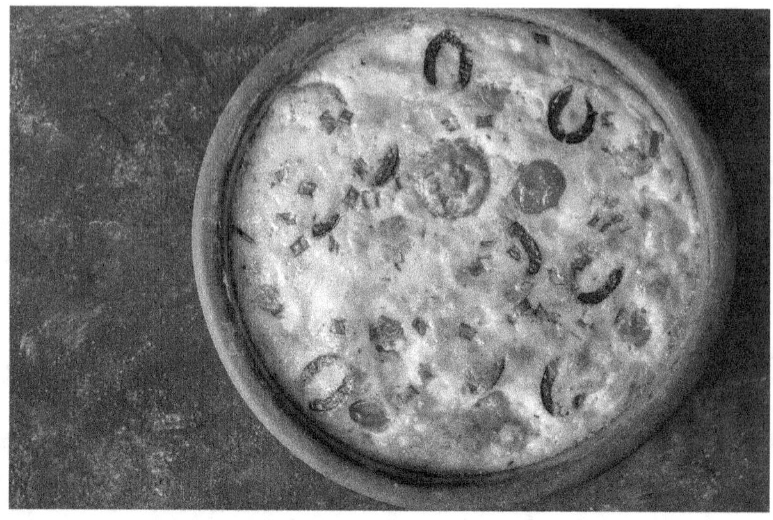

Ingredienti (per 1 persona):

- 2 uova

- 50 g di ricotta

- 30 g di parmigiano grattugiato

- 80 g di verdure miste (a scelta, ad esempio zucchine, peperoni, cipolle)

- 1 cucchiaio di olio extravergine d'oliva

- Sale e pepe qb

- Erba cipollina fresca a piacere (facoltativo)

Preparazione:

1. Tagliare le verdure: lavare le verdure e tagliarle a pezzetti piccoli.

2. Soffriggere le verdure: scaldare l'olio extravergine d'oliva in una padella antiaderente e soffriggere le verdure per 5-7 minuti, o fino a che sono tenere.

3. Sbattere le uova: in una ciotola, sbattere le uova con il sale e il pepe.

4. Unire la ricotta e il parmigiano: aggiungere la ricotta e il parmigiano grattugiato alle uova sbattute e mescolare bene fino a ottenere un composto omogeneo.

5. Aggiungere le verdure cotte: versare le verdure cotte nel composto di uova e ricotta e mescolare delicatamente per distribuirle uniformemente.

6. Cuocere la frittata: scaldare un filo d'olio in una padella antiaderente del diametro di circa 20 cm. Versare il composto di uova, ricotta e verdure nella padella e cuocere a fuoco medio-basso per circa 10 minuti, o fino a che la frittata è ben cotta e dorata sul fondo.

7. Girare la frittata: con l'aiuto di un piatto o di una spatola, girare delicatamente la frittata e cuocerla per altri 2-3 minuti sul lato opposto.

8. Servire: piegare la frittata a metà e servirla calda, guarnita con erba cipollina fresca a piacere (facoltativo).

Informazioni nutrizionali:

- Calorie: circa 350

- Proteine: 25 grammi

- Grassi: 20 grammi

- Carboidrati: 15 grammi

- Calcio: 300 mg (30% del valore giornaliero raccomandato)

- Vitamina A: 700 mcg (70% del valore giornaliero raccomandato)

- Vitamina C: 60 mg (100% del valore giornaliero raccomandato)

Benefici per la pelle:

- **Uova:** ricche di proteine e biotina, una vitamina importante per la salute della pelle, dei capelli e delle unghie. Inoltre, contengono colina, che aiuta a mantenere l'idratazione della pelle.

- **Ricotta:** buona fonte di proteine e calcio, importanti per la salute della pelle e delle unghie. Inoltre, contiene zinco, un minerale importante per la guarigione delle ferite.

- **Parmigiano grattugiato:** ricco di calcio e vitamina A, importanti per la salute della pelle.

- **Verdure miste:** a seconda delle verdure scelte, possono apportare alla pelle una varietà di vitamine, minerali e antiossidanti che aiutano a proteggerla dai danni dei radicali liberi e a mantenerla sana.

Consigli:

- Per un sapore più intenso, puoi aggiungere alle verdure spezie come curry in polvere, paprika o peperoncino in polvere.

- Se non hai la ricotta, puoi sostituirla con un altro formaggio fresco, come il mascarpone o il fiocchi di latte.

- Puoi aggiungere altre verdure alla frittata, come funghi, pomodori o spinaci.

- Per una frittata senza glutine, assicurati di utilizzare pane grattugiato certificato senza glutine.

Uova Strapazzate con Pomodorini e Basilico

Ingredienti (per 1 persona):

- 2 uova

- 50 g di pomodorini

- 1 cucchiaio di olio extravergine d'oliva

- 5 foglie di basilico fresco

- Sale e pepe qb

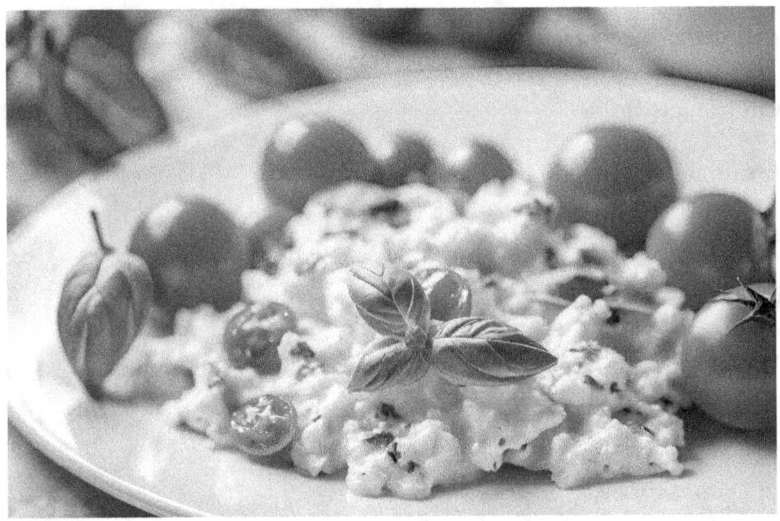

Preparazione:

1. Lavare i pomodorini: lavare i pomodorini e tagliarli a metà.

2. Soffriggere i pomodorini: scaldare l'olio extravergine d'oliva in una padella antiaderente e soffriggere i pomodorini per 2-3 minuti, o fino a che sono leggermente appassiti.

3. Sbattere le uova: in una ciotola, sbattere le uova con il sale e il pepe.

4. Aggiungere le uova ai pomodorini: versare le uova sbattute nella padella con i pomodorini e mescolare delicatamente con una spatola per distribuire uniformemente le uova.

5. Cuocere le uova strapazzate: cuocere le uova strapazzate a fuoco medio-basso per 2-3 minuti, o fino a che hanno raggiunto la consistenza desiderata (più o meno cremose).

6. Aggiungere il basilico: spezzettare le foglie di basilico fresco e aggiungerle alle uova strapazzate cotte. Mescolare delicatamente per amalgamare il basilico.

7. Servire: servire immediatamente le uova strapazzate con pomodorini e basilico su pane tostato o come parte di un brunch o di una colazione sana.

Informazioni nutrizionali:

- Calorie: circa 250

- Proteine: 15 grammi

- Grassi: 15 grammi

- Carboidrati: 5 grammi

- Vitamina C: 60 mg (100% del valore giornaliero raccomandato)

- Licopene: 5 mg (25% del valore giornaliero raccomandato)

Benefici per la pelle:

- **Uova:** ricche di proteine e biotina, una vitamina importante per la salute della pelle, dei capelli e delle unghie. Inoltre, contengono colina, che aiuta a mantenere l'idratazione della pelle.

- **Pomodorini:** ricchi di licopene, un potente antiossidante che aiuta a proteggere la pelle dai danni dei radicali liberi. Inoltre, contengono vitamina C, importante per la produzione di collagene, una proteina che aiuta a mantenere la pelle elastica e tonica.

- **Basilico:** ricco di antiossidanti e composti antinfiammatori che possono aiutare a ridurre l'arrossamento e l'irritazione della pelle.

Consigli:

- Per un sapore più intenso, puoi aggiungere alle uova spezie come paprika, peperoncino in polvere o erbe aromatiche a tua scelta.

- Se non hai i pomodorini, puoi sostituirli con pomodori freschi tagliati a cubetti.

- Puoi aggiungere altre verdure alle uova strapazzate, come cipolle, peperoni o spinaci.

- Per un piatto vegano, puoi sostituire le uova con 2 cucchiai di tofu seta sbriciolato e condito con un pizzico di curcuma in polvere per un colore simile al tuorlo.

Consigli per modificare o adattare i piatti unici per la salute della pelle:

Enfatizzare gli ingredienti benefici per la pelle:

- Aumentare la quantità di frutta e verdura in ogni piatto, privilegiando quelle ricche di vitamine, minerali e antiossidanti benefici per la pelle.

- Scegliere verdure di diversi colori per ottenere una varietà di nutrienti.

- Utilizzare erbe aromatiche e spezie fresche al posto del sale per aggiungere sapore e antiossidanti ai piatti.

Ottimizzare la cottura degli ingredienti:

- Cucinare le verdure a vapore, al forno o con poco olio per preservare i loro nutrienti sensibili al calore.

- Evitare la frittura e la cottura eccessiva degli alimenti, che possono danneggiare i nutrienti benefici per la pelle.

- Utilizzare tecniche di cottura che esaltano il sapore naturale degli ingredienti, come la grigliatura o la marinatura.

Scegliere grassi sani:

- Utilizzare olio extravergine d'oliva, olio di avocado o altri oli vegetali non raffinati come grassi principali per cucinare.

- Limitare l'assunzione di grassi saturi e trans, che possono danneggiare la pelle.

- Aggiungere noci, semi e avocado ai piatti per aumentare l'assunzione di grassi sani.

Combinare i nutrienti in modo intelligente:

- Abbinare cibi ricchi di proteine con cibi ricchi di vitamina C per migliorare l'assorbimento del ferro, importante per la salute della pelle.

- Consumare cibi ricchi di beta-carotene insieme a grassi sani per favorirne l'assorbimento, utile per la protezione della pelle dai danni solari.

- Includere cibi ricchi di probiotici nella dieta per favorire la salute dell'intestino, che può influenzare la salute della pelle.

Personalizzare le ricette in base alle esigenze individuali:

- Considerare eventuali allergie, intolleranze o restrizioni dietetiche quando si modificano le ricette.

- Adattare le porzioni in base al proprio livello di attività e agli obiettivi di benessere.

- Ascoltare il proprio corpo e regolare la dieta in base a come ci si sente.

Ricordare che la varietà è fondamentale:

- Mangiare una varietà di cibi nutrienti è il modo migliore per garantire all'organismo tutti i nutrienti di cui ha bisogno per una pelle sana.

- Non aver paura di sperimentare nuove ricette e ingredienti per trovare quelli che piacciono di più.

- Divertirsi in cucina e rendere la preparazione del cibo un'esperienza piacevole e salutare.

Ricette con acidi grassi omega-3: Pesce, semi e noci

Un viaggio nel cuore della giovinezza

Abbiamo ampiamente parlato degli acidi grassi omega-3 come veri e propri elisir di giovinezza per la pelle nel capitolo dedicato.

In questa sezione, ti guiderò alla scoperta di un mondo di ricette deliziose e nutrienti, ricche di omega-3, per iniziare al meglio la giornata, gustare insalate fresche e soddisfare il palato a pranzo e cena.

Dalle colazioni energizzanti a base di yogurt greco e semi di chia, alle insalate colorate con salmone affumicato e noci, fino ai piatti principali con pesce azzurro e cereali integrali, troverai un'ampia varietà di proposte per integrare gli omega-3 nella tua dieta quotidiana e prenderti cura della tua pelle dall'interno.

Preparati a scoprire il tuo vero e proprio alleato di bellezza e a gustare piatti che nutrono non solo il tuo corpo, ma anche il tuo spirito.

Colazione:

Smoothie alla frutta e semi di chia

Ingredienti (1 persona):

- 1 banana matura

- 1 manciata di spinaci freschi

- 1 cucchiaio di semi di chia

- 1 cucchiaio di semi di lino

- 100 ml di latte di mandorla (o altro latte vegetale)

- 1 cucchiaino di miele (opzionale)

Preparazione:

1. Metti tutti gli ingredienti in un frullatore e frulla fino ad ottenere un composto omogeneo e cremoso.

2. Se lo desideri, aggiungi un cubetto di ghiaccio per una consistenza più fresca.

Informazioni nutrizionali (circa):

- Calorie: 250

- Grassi: 15g (di cui 8g omega-3)

- Carboidrati: 30g

- Proteine: 10g

Benefici per la pelle:

- **Semi di chia e lino:** Ricchissimi di omega-3, aiutano a mantenere la pelle idratata e combattono l'infiammazione.

- **Spinaci:** Fonte di vitamina A e C, antiossidanti che proteggono la pelle dai danni dei radicali liberi.

- **Banana:** Contiene potassio, importante per la ritenzione idrica e l'elasticità della pelle.

Consigli:

- Puoi variare la frutta a seconda della stagione.

- Aggiungi una manciata di mirtilli per un boost di antiossidanti.

- Sostituisci il miele con sciroppo d'agave o zucchero di datteri per un'opzione più naturale.

Smoothie alla frutta rossa con semi di lino

Ingredienti (1 persona):

- 100g di miscela di frutti di bosco freschi (mirtilli, fragole, lamponi)

- ½ banana matura

- 1 cucchiaio di semi di lino macinati

- 150ml di latte vegetale (mandorle, soia, avena)

- 1 cucchiaino di miele (opzionale)

- Ghiaccio (facoltativo)

Preparazione:

1. Prepara la frutta: Lava accuratamente i frutti di bosco e taglia a pezzi la banana.

2. Frulla: Metti tutti gli ingredienti nel frullatore e frulla fino ad ottenere un composto omogeneo e cremoso. Se lo desideri, aggiungi del ghiaccio per una consistenza più densa.

3. Servi: Versa lo smoothie in un bicchiere e gustalo subito.

Valori nutrizionali per porzione (circa):

- Calorie: 200-250 kcal

- Carboidrati: 30-40g

- Proteine: 5-8g

- Grassi: 5-10g (principalmente grassi insaturi dagli omega-3 dei semi di lino)

- Fibre: 5-7g

- Zuccheri: 15-20g (principalmente da frutta)

Benefici per la pelle:

- **Frutti di bosco:** Ricchi di antiossidanti, aiutano a proteggere la pelle dai danni dei radicali liberi, rallentando l'invecchiamento e migliorando la luminosità.

- **Banana:** Contiene vitamina C e potassio, che contribuiscono all'idratazione della pelle e alla sua elasticità.

- **Semi di lino:** Ottima fonte di omega-3, fondamentali per mantenere la pelle idratata, ridurre l'infiammazione e migliorare la sua elasticità.

Consigli:

- **Personalizza:** Puoi aggiungere altri ingredienti come yogurt greco, spinaci, avocado o superfood in polvere per aumentare il contenuto nutrizionale.

- **Dolcificante:** Se preferisci un gusto più dolce, puoi aumentare la quantità di miele o utilizzare un altro dolcificante naturale, come i datteri.

- **Semi di lino:** Per un sapore più intenso, puoi tostare leggermente i semi di lino prima di aggiungerli al frullato.

- **Frutta:** Puoi utilizzare qualsiasi tipo di frutta di bosco a tua disposizione, non per forza un mix, anche tipologie singole con gli stessi benefici, ma un gusto nuovo ogni giorno.

Porridge con Semi di Chia e Frutta Fresca

Ingredienti per 1 persona:

- 50g di fiocchi d'avena

- 250ml di latte (preferibilmente vegetale)

- 1 cucchiaio di semi di chia

- Frutta fresca a piacere (banane, mirtilli, lamponi, mele, etc.)

- Noci o mandorle tritate

- Cannella in polvere (opzionale)

- Miele o sciroppo d'acero o zucchero di datteri (opzionale)

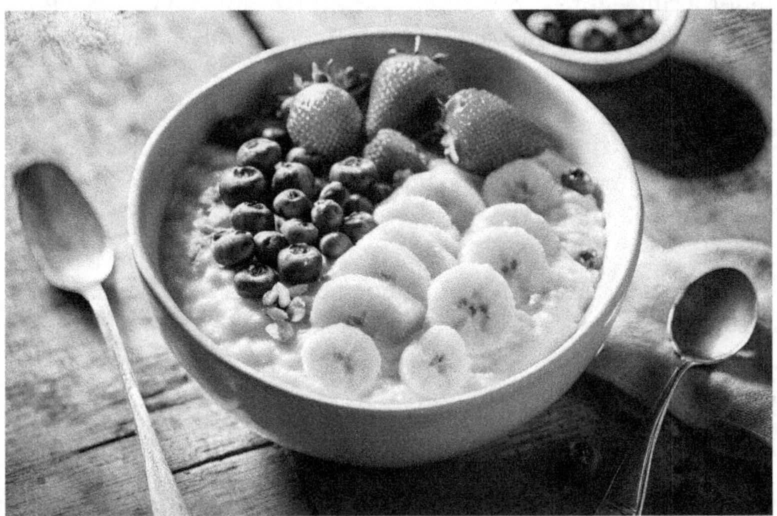

Preparazione:

1. Cuoci l'avena: In una pentola, versa i fiocchi d'avena e il latte. Porta a bollore e cuoci a fuoco basso per circa 5 minuti, o fino a quando il liquido sarà assorbito e il porridge avrà raggiunto la consistenza desiderata.

2. Aggiungi i semi di chia: Versa i semi di chia nel porridge caldo e mescola bene.

3. Lascia riposare: Copri la pentola e lascia riposare il porridge per qualche minuto, in modo che i semi di chia possano assorbire il liquido e ammorbidirsi.

4. **Servi:** Versa il porridge in una ciotola, aggiungi la frutta fresca tagliata a pezzi, le noci o le mandorle tritate, un pizzico di cannella e dolcifica a piacere con miele o sciroppo d'agave.

Consigli e varianti:

- **Latte:** Puoi utilizzare il latte che preferisci, sia vegetale (mandorla, soia, avena) che vaccino, ma il mio consiglio é di prediligere quello vegetale in particolare quello di mandorla per il potere benefico delle mandorle come anti-rughe. Inoltre, se utilizzi un latte vegetale non zuccherato o leggermente zuccherato puoi controllare l'apporto di zuccheri, il cui eccesso é dannoso per la pelle.

- **Frutta ricca di vitamina C:** Scegli frutta come mirtilli, fragole o arance per stimolare la produzione di collagene e migliorare l'elasticità della pelle.

- **Frutta secca e semi:** Aggiungi una manciata di noci o mandorle tritate per un apporto extra di grassi sani e proteine.

- **Fiocchi d'avena:** Puoi utilizzare fiocchi d'avena integrali, a taglio grosso o istantanei, a seconda dei tuoi gusti e del tempo a disposizione.

- **Semi di chia:** Puoi regolare la quantità di semi di chia in base alle tue preferenze.

- **Gusti:** Aggiungi altri ingredienti per personalizzare il tuo porridge, come yogurt greco, burro di arachidi, cioccolato fondente grattugiato o spezie come lo zenzero o la curcuma.

Valori nutrizionali per porzione (circa):

- Calorie: Tra 300 e 400 calorie.

- Carboidrati: Circa 40-50 grammi.

- Proteine: Circa 10-15 grammi.

- Grassi: Circa 10-15 grammi, principalmente grassi sani.

- Fibre: Circa 5-7 grammi.

Benefici per la pelle degli ingredienti principali:

- **Avena:** Ricca di fibre, aiuta a migliorare la digestione e ridurre le infiammazioni, contribuendo a una pelle più sana e luminosa.

- **Semi di chia:** Contengono omega-3, fondamentali per mantenere la pelle idratata e ridurre le infiammazioni, donando un aspetto più giovane e radioso.

- **Frutta fresca:** Ricca di vitamine e antiossidanti, protegge la pelle dai danni dei radicali liberi, rallentando l'invecchiamento e migliorando la luminosità.

Pancake Proteici con Farina d'Avena e Semi di Lino

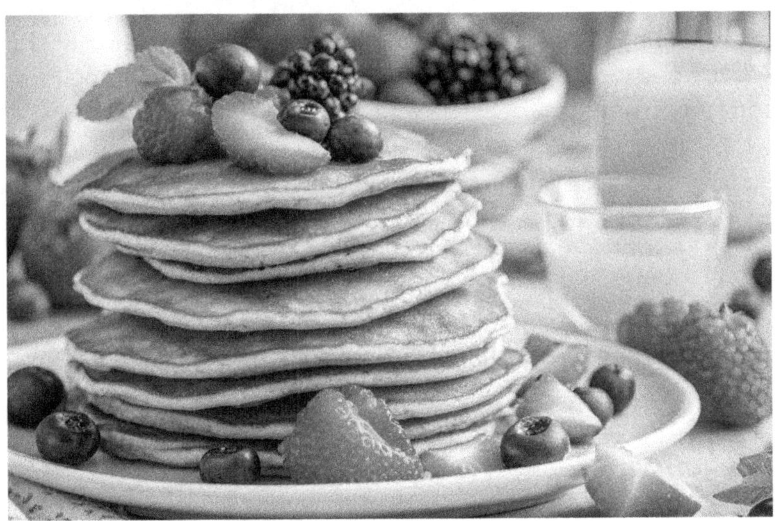

Ingredienti per 1 persona:

- 30g di fiocchi d'avena integrali

- 1 cucchiaio di semi di lino macinati

- 1 uovo

- 1/2 banana matura

- 1/4 cucchiaino di lievito per dolci

- 1 pizzico di sale

- 1 cucchiaio di latte di mandorla (o altro latte vegetale)

- 1 cucchiaino di olio di cocco

Preparazione:

1. Frulla gli ingredienti secchi: In un mixer o frullatore, macina finemente i fiocchi d'avena e i semi di lino.

2. Unisci gli ingredienti umidi: In una ciotola, schiaccia la banana con una forchetta e aggiungi l'uovo sbattuto, il latte di mandorla e l'olio di cocco.

3. Combina tutto: Unisci gli ingredienti secchi a quelli umidi, aggiungi il lievito e il sale. Mescola fino ad ottenere un composto omogeneo, ma non troppo liquido.

4. Cuoci i pancake: Scalda una padella antiaderente a fuoco medio. Versa un mestolo di composto per ogni pancake e cuoci per circa 2-3 minuti per lato, o fino a quando saranno dorati.

5. Gustali: con un velo di marmellata fatta in casa con frutta fresca e a basso contenuto di zucchero oppure direttamente con della frutta fresca.

Informazioni Nutrizionali (circa):

- Calorie: 250-300 kcal

- Proteine: 15-20g

- Grassi: 10-15g (principalmente grassi insaturi dagli Omega-3)

- Carboidrati: 30-35g

- Fibre: 5-7g

Perché questi pancake fanno bene alla pelle?

- **Omega-3:** I semi di lino sono ricchi di acidi grassi Omega-3, fondamentali per mantenere la pelle idratata, ridurre l'infiammazione e proteggerla dai danni dei radicali liberi.

- **Antiossidanti:** La banana e il latte di mandorla contengono antiossidanti che combattono i radicali liberi, rallentando l'invecchiamento cutaneo.

- **Proteine:** Le proteine sono essenziali per la rigenerazione cellulare e per mantenere la pelle elastica.

Consigli e Varianti per una Pelle Sana:

- **Frutta di bosco:** Aggiungi mirtilli, lamponi o fragole freschi ai tuoi pancake per un extra di antiossidanti e vitamine.

- **Semi:** Includi altri semi ricchi di Omega-3 come chia o canapa per aumentare ulteriormente il loro apporto.

- **Yogurt greco:** Sostituisci l'uovo con yogurt greco per un boost di proteine e probiotici, benefici per la digestione e la salute della pelle.

- **Spinaci:** Aggiungi un po' di spinaci in polvere all'impasto per aumentare il contenuto di vitamine e minerali.

- **Bevi molta acqua:** L'idratazione è fondamentale per una pelle sana e luminosa.

Smoothie Verde con Avocado e Spinaci

Ingredienti per 1 persona:

- 1/2 avocado maturo

- 1 mazzo di spinaci freschi

- 1 banana matura

- 1/2 tazza di latte di mandorla non zuccherato

- 1 cucchiaio di semi di chia

- 1 cucchiaino di succo di limone

- 1 cubetto di ghiaccio (opzionale)

Preparazione:

1. Prepara gli ingredienti: Lava bene gli spinaci e rimuovi eventuali steli. Taglia l'avocado a pezzi e sbuccia la banana.

2. Frulla tutto: Metti tutti gli ingredienti nel frullatore e frulla fino ad ottenere un composto liscio e omogeneo. Se il composto è troppo denso, aggiungi un po' di latte di mandorla.

3. Servi: Versa il tuo smoothie in un bicchiere e gustalo subito.

Informazioni Nutrizionali (circa):

- Calorie: 250-300 kcal

- Proteine: 10-15g

- Grassi: 15-20g (principalmente grassi insaturi dagli Omega-3)

- Carboidrati: 30-35g

- Fibre: 8-10g

Perché questo smoothie fa bene alla pelle?

- **Omega-3:** L'avocado e i semi di chia sono ricchi di acidi grassi Omega-3, che aiutano a mantenere la pelle idratata, elastica e luminosa, riducendo l'infiammazione.

- **Antiossidanti:** Gli spinaci e la banana sono ricchi di antiossidanti, che combattono i radicali liberi e proteggono la pelle dai danni causati dall'inquinamento e dai raggi UV.

- **Vitamine e minerali:** Questo smoothie è una fonte di vitamine (A, C, K) e minerali (ferro, magnesio, potassio) essenziali per la salute della pelle e dell'organismo in generale.

Consigli e Varianti per una Pelle Sana:

- **Superfood:** Aggiungi altri superfood come il cavolo nero, il kale o la spirulina per un boost extra di nutrienti.

- **Proteine:** Aggiungi un cucchiaio di proteine in polvere vegetale per aumentare il contenuto proteico e favorire la crescita cellulare.

- **Dolcificanti:** Se preferisci un gusto più dolce, puoi aggiungere un cucchiaino di miele o sciroppo d'agave.

- **Polvere di matcha:** Sostituisci una parte degli spinaci con della polvere di matcha per un tocco energizzante e antiossidante.

- **Bevi molta acqua:** L'idratazione è fondamentale per una pelle sana e luminosa.

Yogurt Greco con Frutta e Noci

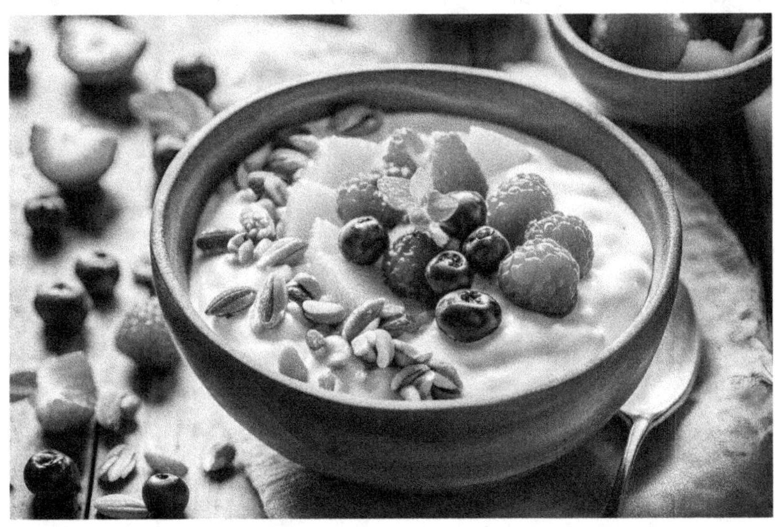

Ingredienti per 1 persona:

- 1 vasetto di yogurt greco (naturale da 150g)

- 1/2 tazza di frutta fresca mista (es. mirtilli, fragole, lamponi, banana)

- 1 cucchiaio di noci tritate

- 1 cucchiaino di semi di chia

- 1 pizzico di cannella (opzionale)

Preparazione:

1. Versa lo yogurt: In una ciotola o bicchiere, versa lo yogurt greco.

2. Aggiungi la frutta: Taglia la frutta a pezzi e aggiungila allo yogurt.

3. Completa: Cospargi con le noci tritate, i semi di chia e la cannella.

Valori Nutrizionali (circa):

- Tra 200 e 300 calorie: L'apporto calorico varia a seconda delle quantità e dei tipi di ingredienti utilizzati.

- Tra 30 e 40 grammi di carboidrati: Provengono principalmente dalla frutta.

- Tra 15 e 20 grammi di proteine: Lo yogurt greco è un'ottima fonte di proteine, che contribuiscono alla sensazione di sazietà.

- Tra 10 e 15 grammi di grassi: Principalmente grassi sani provenienti dai semi e dallo yogurt intero.

- Tra 5 e 7 grammi di fibre: Le fibre sono importanti per la digestione e provengono dalla frutta e dai semi.

Perché questo pasto fa bene alla pelle?

- **Omega-3:** Le noci sono ricche di acidi grassi Omega-3, che aiutano a mantenere la pelle idratata, elastica e luminosa, riducendo l'infiammazione.

- **Probiotici:** Lo yogurt greco contiene probiotici, microrganismi benefici che favoriscono la salute intestinale e possono avere un impatto positivo sulla pelle.

- **Antiossidanti:** La frutta è ricca di antiossidanti, che combattono i radicali liberi e proteggono la pelle dai danni causati dall'inquinamento e dai raggi UV.

- **Proteine:** Le proteine dello yogurt greco sono essenziali per la rigenerazione cellulare e per mantenere la pelle elastica.

Consigli e Varianti per una Pelle Sana:

- **Semi:** Aggiungi altri semi ricchi di Omega-3 come i semi di lino o di zucca.

- **Miele:** Dolcifica con un cucchiaino di miele per un tocco di dolcezza naturale, oppure con dello zucchero di datteri.

- **Frutta secca:** Oltre alle noci, puoi utilizzare altri tipi di frutta secca come mandorle, pistacchi o nocciole.

Insalate:

Salmone al sesamo con quinoa e avocado

Ingredienti (1 persona):

- 80g di salmone affumicato

- 50g di quinoa cotta

- ½ avocado maturo

- 1 cetriolo

- 1 cucchiaio di semi di sesamo

- 2 cucchiai di salsa di soia

- 1 cucchiaio di olio di sesamo

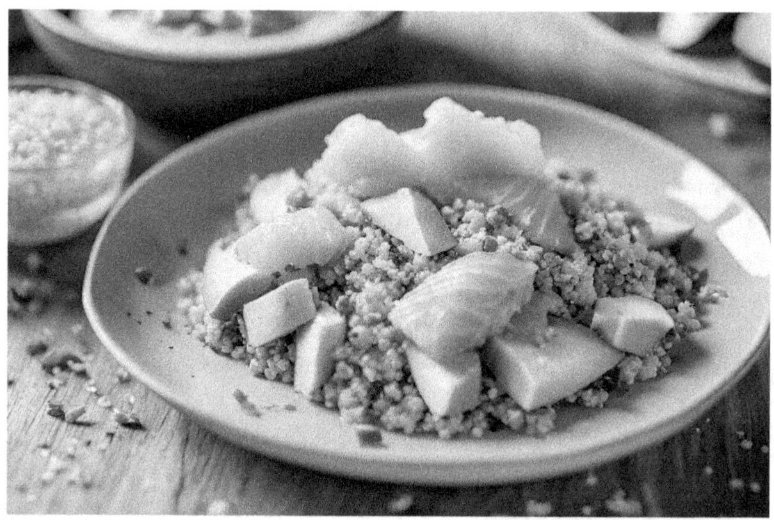

Preparazione:

1. Cuoci la quinoa secondo le istruzioni sulla confezione.

2. Taglia il salmone, l'avocado e il cetriolo a cubetti.

3. In una ciotola, unisci tutti gli ingredienti e condisci con salsa di soia e olio di sesamo.

4. Spolvera con i semi di sesamo.

Informazioni nutrizionali (circa):

- Calorie: 350

- Grassi: 20g (di cui 5g omega-3)

- Carboidrati: 35g

- Proteine: 25g

Benefici per la pelle:

- **Salmone:** Ottima fonte di omega-3, aiuta a combattere l'infiammazione e a mantenere la pelle elastica.

- **Avocado:** Ricco di vitamine e grassi sani, idrata la pelle in profondità.

- **Semi di sesamo:** Contengono vitamina E, un potente antiossidante.

Consigli:

- Puoi sostituire il salmone con altri pesci grassi come il tonno o lo sgombro.

- Aggiungi un pizzico di zenzero grattugiato per un tocco di sapore.

- Per un'opzione vegana, sostituisci il salmone con tofu affumicato.

Insalata di Quinoa con Avocado, Salmone Affumicato e Semi

Ingredienti per 1 persona:

- 70g di quinoa cotta

- ½ avocado maturo, a cubetti

- 50g di salmone affumicato, a listarelle

- 1 cucchiaio di olio extravergine d'oliva

- Succo di mezzo limone

- Sale e pepe nero macinato fresco q.b.

- Un mix di semi a piacere (sesamo, lino, zucca)

Preparazione:

1. Cuoci la quinoa: Segui le istruzioni sulla confezione per cuocere la quinoa.

2. Prepara gli altri ingredienti: Taglia l'avocado a cubetti e il salmone affumicato a listarelle.

3. Assembla l'insalata: In una ciotola, unisci la quinoa, l'avocado, il salmone affumicato e i semi.

4. Prepara la vinaigrette: In una ciotola a parte, emulsiona l'olio extravergine d'oliva, il succo di limone, il sale e il pepe.

5. Condisci: Versa la vinaigrette sull'insalata e mescola delicatamente per amalgamare tutti gli ingredienti.

Informazioni nutrizionali (circa):

- Calorie: 400-450 kcal

- Proteine: 20-25g

- Grassi: 15-20g (principalmente grassi insaturi)

- Carboidrati: 40-45g

- Fibre: 5-7g

- Vitamine e minerali: Ricca di vitamine A, C, E, K, del gruppo B e di minerali come potassio, magnesio e calcio.

Benefici per la pelle:

- **Omega-3:** Presenti nel salmone, aiutano a mantenere la pelle idratata e combattono l'infiammazione.

- **Antiossidanti:** Presenti nell'avocado e nei semi, proteggono la pelle dai danni dei radicali liberi.

- **Fibre:** Contribuiscono a una pelle sana e luminosa.

- **Vitamine e minerali:** Essenziali per la produzione di collagene e per mantenere la pelle elastica.

Consigli:

- **Personalizza la tua insalata:** Aggiungi altri ingredienti come pomodorini, cetrioli, spinaci, o legumi come ceci o lenticchie.

- **Sperimenta con i condimenti:** Prova con diverse vinaigrette, come quella allo yogurt greco o al tahini.

- **Servi fredda:** L'insalata è perfetta da gustare fredda, sia come piatto unico che come contorno.

- **Conservazione:** Conserva l'insalata in frigorifero per un massimo di 2 giorni.

Insalata di Lenticchie con Verdure Miste e Vinaigrette all'Arancia

Ingredienti per 4 persone:

- 250g di lenticchie secche

- 2 carote medie

- 1 finocchio

- 2 coste di sedano

- 1 arancia

- 3 cucchiai di olio extravergine d'oliva

- 1 cucchiaio di succo d'arancia

- 1 cucchiaino di senape

- 1 cucchiaino di miele

- Sale e pepe nero macinato fresco q.b.

- Erba cipollina fresca, per guarnire (opzionale)

Preparazione:

1. Cuoci le lenticchie: Sciacqualle bene le lenticchie secche e cuocile in abbondante acqua salata per circa 30-40 minuti, o fino a quando saranno tenere. Scolale e lasciale raffreddare completamente.

2. Prepara le verdure: Pulisci le carote, il finocchio e il sedano, eliminando le parti più dure. Tagliali a julienne, ovvero a bastoncini sottili.

3. Prepara la vinaigrette: In una ciotola, emulsiona l'olio extravergine d'oliva, il succo d'arancia, la senape e il miele. Aggiusta di sale e pepe.

4. Assembla l'insalata: In una ciotola capiente, unisci le lenticchie cotte e raffreddate, le verdure tagliate a julienne e la vinaigrette. Mescola delicatamente per amalgamare tutti gli ingredienti.

5. Guarnisci e servi: Trasferisci l'insalata in un piatto da portata e guarnisci con qualche ciuffetto di erba cipollina fresca.

Consigli e varianti:

- **Verdure:** Puoi utilizzare altre verdure di stagione, come i peperoni, i cetrioli o i ravanelli.

- **Lenticchie:** Oltre alle lenticchie classiche, puoi provare quelle verdi o quelle rosse.

- **Vinaigrette:** Puoi personalizzare la vinaigrette aggiungendo altre spezie, come il cumino o il coriandolo, o un pizzico di zenzero grattugiato.

- **Formaggio:** Per un tocco in più, puoi aggiungere del formaggio feta sbriciolato o dei cubetti di tofu affumicato.

- **Frutta secca:** Un pugno di noci o mandorle tritate renderà l'insalata ancora più gustosa.

- **Accompagnamenti:** Questa insalata è perfetta come piatto unico o come contorno per un secondo di carne o pesce.

Valori nutrizionali per porzione:

- Calorie: 300-400 kcal (dipende dalle quantità di olio e frutta secca aggiunta)

- Carboidrati: 40-50g (principalmente dalle lenticchie)

- Proteine: 15-20g (ottima fonte di proteine vegetali)

- Grassi: 10-15g (principalmente grassi insaturi dall'olio extravergine d'oliva)

- Fibre: 10-15g (elevato contenuto di fibre grazie alle lenticchie e alle verdure)

Benefici di questa insalata per la pelle:

Lenticchie:

- **Fonte di proteine vegetali:** Essenziali per la rigenerazione cellulare e la produzione di collagene, che dona elasticità alla pelle.

- **Ricche di fibre:** Favoriscono la regolarità intestinale, contribuendo a una pelle più luminosa.

- **Vitamine del gruppo B:** Aiutano a mantenere la pelle sana e a proteggerla dai danni dei radicali liberi.

- **Carote:**

- **Beta-carotene:** Si trasforma in vitamina A nell'organismo, essenziale per la salute della pelle, la vista e la produzione di sebo.

- o **Antiossidanti:** Proteggono la pelle dai danni dei radicali liberi, rallentando l'invecchiamento.

- **Finocchio:**

  - o **Vitamina C:** Stimola la produzione di collagene, essenziale per la struttura della pelle.

  - o **Antiossidanti:** Proteggono la pelle dai danni ambientali.

  - o **Acqua:** Contribuisce a mantenere la pelle idratata.

- **Sedano:**

  - o **Vitamine e minerali:** Forniscono i nutrienti necessari per una pelle sana.

  - o **Acqua:** Contribuisce all'idratazione della pelle.

- **Arancia:**

  - o **Vitamina C:** Potente antiossidante che stimola la produzione di collagene e protegge la pelle dai danni dei radicali liberi.

- **Olio extravergine d'oliva:**

  - o **Vitamina E:** Antiossidante che protegge la pelle dai danni dei radicali liberi.

  - o **Acidi grassi essenziali:** Contribuiscono a mantenere la pelle idratata ed elastica.

Insalata di Farro con Verdure Grigliate e Feta

Ingredienti per 4 persone:

- 250g di farro perlato

- 1 melanzana

- 1 zucchina

- 1 peperone rosso

- 1 peperone giallo

- 100g di feta greca

- 50g di olive nere denocciolate

- 20g di capperi sotto sale

- Olio extravergine d'oliva

- Succo di mezzo limone

- Aglio in polvere (opzionale)

- Origano secco (opzionale)

- Sale e pepe nero macinato fresco q.b.

Preparazione:

1. Cuoci il farro: Sciacqua bene il farro e cuocilo in abbondante acqua salata seguendo le istruzioni sulla confezione. Scolalo e lascialo raffreddare completamente.

2. Griglia le verdure: Lava le verdure, tagliale a listarelle o a cubetti e grigliale su una piastra calda o in forno fino a quando saranno morbide e leggermente bruciacchiate.

3. Assembla l'insalata: In una ciotola capiente, unisci il farro raffreddato, le verdure grigliate, la feta sbriciolata, le olive nere denocciolate e i capperi dissalati.

4. Prepara la vinaigrette: In una ciotola a parte, emulsiona l'olio extravergine d'oliva, il succo di limone, l'aglio in polvere (se lo usi), l'origano secco (se lo usi), il sale e il pepe.

5. **Condisci:** Versa la vinaigrette sull'insalata e mescola delicatamente per amalgamare tutti gli ingredienti.

Consigli e varianti:

- **Verdure:** Puoi aggiungere altre verdure di stagione, come i pomodorini, i peperoni gialli o i carciofi.

- **Formaggio:** Oltre alla feta, puoi utilizzare altri formaggi come il pecorino romano sbriciolato o la ricotta salata.

- **Condimenti:** Sperimenta con condimenti diversi, come il balsamico, la menta fresca o il basilico.

- **Proteine:** Aggiungi del pollo grigliato o dei gamberetti per un tocco proteico in più.

- **Cereali:** Puoi sostituire il farro con altri cereali, come il riso integrale o l'orzo.

Valori nutrizionali per porzione:

- Calorie: 400-500 kcal (dipende dalle quantità di olio e feta utilizzate)

- Carboidrati: 50-60g (principalmente dal farro)

- Proteine: 15-20g (dal farro e dalla feta)

- Grassi: 20-25g (principalmente dall'olio extravergine d'oliva e dalla feta)

- Fibre: 10-15g (dal farro e dalle verdure)

Benefici per la pelle:

Farro:

- **Fonte di fibre:** Le fibre aiutano a mantenere la pelle idratata e favoriscono l'eliminazione delle tossine, contribuendo a un aspetto più sano e luminoso.

- **Vitamine del gruppo B:** Essenziali per il metabolismo cellulare, contribuiscono alla rigenerazione della pelle e la proteggono dai danni dei radicali liberi.

Verdure grigliate (melanzane, zucchine, peperoni):

- **Antiossidanti:** Ricche di antiossidanti come la vitamina C e i carotenoidi, proteggono la pelle dai danni dei radicali liberi, rallentando l'invecchiamento e prevenendo la formazione di rughe.

- **Vitamine e minerali:** Forniscono una vasta gamma di vitamine e minerali essenziali per la salute della pelle, come la vitamina A (importante per la vista e la produzione di sebo) e il potassio (che aiuta a mantenere l'idratazione).

Feta:

- **Proteine:** Essenziali per la rigenerazione cellulare e la produzione di collagene, che dona elasticità alla pelle.

- **Vitamina B12:** Contribuisce alla formazione dei globuli rossi e al mantenimento di un sistema nervoso sano, influenzando indirettamente la salute della pelle.

Olio extravergine d'oliva:

- **Acidi grassi essenziali:** Contribuiscono a mantenere la pelle idratata ed elastica, formando una barriera protettiva contro gli agenti esterni.

- **Vitamina E:** Potente antiossidante che protegge le cellule della pelle dai danni dei radicali liberi.

Salmone al forno con verdure e patate dolci

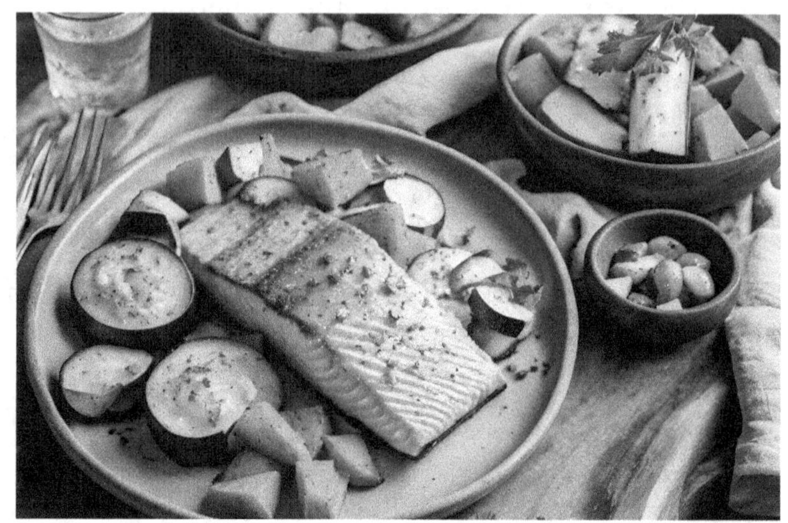

Ingredienti (1 persona):

- 150g di salmone

- 1 patata dolce

- 1 zucchina

- 1 carota

- 1 cucchiaio di olio extravergine d'oliva

- Erbe aromatiche fresche (rosmarino, timo)

- Sale e pepe q.b.

Preparazione:

1. Preriscalda il forno a 200°C.

2. Taglia le verdure a cubetti e condiscile con olio, sale, pepe e erbe
   aromatiche.

3. Disponi le verdure e il salmone su una teglia rivestita di carta forno.

4. Cuoci in forno per circa 20 minuti, o fino a quando il salmone è cotto e le verdure sono tenere.

Informazioni nutrizionali (circa):

- Calorie: 400

- Grassi: 25g (di cui 10g omega-3)

- Carboidrati: 40g

- Proteine: 30g

Benefici per la pelle:

- **Salmone:** Come già detto, ricco di omega-3.

- **Patata dolce:** Fonte di beta-carotene, precursore della vitamina A, importante per la salute della pelle.

- **Zucchine e carote:** Ricche di vitamine e antiossidanti.

Consigli:

- Puoi aggiungere altri tipi di verdure di stagione.

- Servi il piatto con un contorno di riso integrale o quinoa per un pasto completo.

- Per un tocco più speziato, aggiungi un pizzico di paprika affumicata.

Buddha Bowl con salmone marinato e avocado

Ingredienti (1 persona):

- 80g di salmone fresco

- ½ avocado maturo

- 200g di quinoa cotta (a crudo sono circa 80-90g)

- 40g di spinaci freschi

- 1 carota grattugiata

- 1 cucchiaio di semi di sesamo

- Succo di mezzo limone

- 1 cucchiaio di olio extravergine d'oliva

- Sale e pepe q.b.

Marinatura per il salmone:

- 2 cucchiai di salsa di soia

- 1 cucchiaio di miele

- 1 spicchio d'aglio tritato

- Zenzero grattugiato a piacere

Preparazione:

1. Marinatura: In una ciotola, mescola tutti gli ingredienti per la marinatura. Aggiungi il salmone e lascia marinare per almeno 15 minuti.

2. Cottura del salmone: Cuoci il salmone in padella o al forno fino a cottura.

3. Composizione del bowl: In una ciotola, unisci la quinoa, gli spinaci, la carota, l'avocado a cubetti e il salmone.

4. Condisci con il succo di limone, l'olio extravergine d'oliva, sale e pepe.

5. Spolvera con i semi di sesamo.

Valori nutrizionali per porzione:

- Calorie: Circa 500-600 kcal

- Proteine: Circa 30-40g (principalmente dal salmone e dalla quinoa)

- Carboidrati: Circa 50-60g (principalmente dalla quinoa)

- Grassi: Circa 20-25g (principalmente dall'avocado e dall'olio)

- Fibre: Circa 10-12g (principalmente dalla quinoa e dagli spinaci)

Benefici per la pelle:

- **Salmone:** Ricco di omega-3, proteine e vitamina D, essenziale per la salute della pelle.

- **Avocado:** Contiene grassi sani e vitamina E, che idratano e proteggono la pelle.

- **Quinoa:** Fonte di proteine vegetali, fibre e minerali, favorisce la digestione e la salute generale.

- **Spinaci:** Ricchi di vitamina A e C, antiossidanti che combattono i radicali liberi.

Consigli:

- Puoi sostituire il salmone con altri pesci grassi o con tofu marinato per un'opzione vegana.

- Aggiungi altri ingredienti a piacere, come pomodorini, cetrioli o germogli.

- Per un tocco piccante, aggiungi un peperoncino fresco tritato.

Tonno o Sgombro al Forno con Crosta di Semi

Ingredienti per 1 persona:

- 150g di tonno o sgombro fresco

- 1 cucchiaio di erbe aromatiche miste (prezzemolo, origano, timo)

- 1 spicchio d'aglio tritato

- Succo di mezzo limone

- 1 cucchiaio di semi di sesamo

- 1 cucchiaio di semi di lino

- 1 cucchiaio di semi di chia

- 1 cucchiaio di olio extravergine d'oliva

- Sale e pepe q.b.

Preparazione:

1. Preriscalda il forno: Imposta il forno a 200°C.

2. Prepara la marinatura: In una ciotola, mescola le erbe aromatiche, l'aglio tritato, il succo di limone, il sale e il pepe.

3. Marina il pesce: Massaggia il pesce con la marinatura e lascia riposare per almeno 15 minuti.

4. Crea la crosta: Spolvera il pesce con i semi di sesamo, lino e chia.

5. Cuoci in forno: Disponi il pesce su una teglia rivestita di carta forno e cuoci per 15-20 minuti, o fino a doratura.

Valori Nutrizionali:

- Calorie: 250-300 kcal

- Proteine: 30-35g

- Grassi: 15-20g (di cui una buona parte sono omega-3)

- Carboidrati: 2-3g

- Vitamine: B12, D, A, E

- Minerali: Fosforo, selenio, potassio

Benefici per la Pelle degli Ingredienti Principali:

- **Tonno/Sgombro:** Ricchi di omega-3, questi pesci grassi aiutano a mantenere la pelle idratata, combattono l'infiammazione e riducono i segni dell'invecchiamento. Gli omega-3 sono essenziali per la formazione del collagene, una proteina che conferisce alla pelle elasticità e compattezza.

- **Semi di sesamo, lino e chia:** Sono ottime fonti di omega-3, vitamina E e antiossidanti, che proteggono la pelle dai danni dei radicali liberi e contribuiscono a mantenerla giovane e luminosa. La vitamina E, in particolare, ha proprietà idratanti e antiossidanti, mentre gli antiossidanti aiutano a prevenire le rughe e le macchie cutanee.

- **Olio extravergine d'oliva:** Ricco di vitamina E e antiossidanti, l'olio extravergine d'oliva aiuta a proteggere la pelle dai danni dei raggi UV e a mantenerla elastica.

Suggerimenti:

- **Accompagnamenti:** Servi il pesce con verdure di stagione al vapore (broccoli, asparagi, zucchine) per un piatto completo e bilanciato.

- **Varianti:** Per una variante più piccante, aggiungi un peperoncino fresco tritato al marinato. Puoi sostituire il tonno o lo sgombro con altri pesci grassi come il salmone.

- **Conservazione:** Conserva gli avanzi in frigorifero e consumali entro 24 ore.

Tofu Marinato con Verdure Saltate

Ingredienti per 1 persona:

- 150g di tofu naturale

- 2 cucchiai di salsa di soia

- 1 spicchio d'aglio tritato

- 1 cucchiaino di zenzero fresco grattugiato

- 1/2 peperone rosso

- 1/2 carota

- 1/2 zucchina

- 1 cucchiaio di olio extravergine d'oliva

- Sale e pepe nero macinato fresco q.b.

Preparazione:

1. Marinatura: Taglia il tofu a cubetti di circa 2 cm. In una ciotola, mescola il tofu con la salsa di soia, l'aglio tritato e lo zenzero grattugiato. Lascia marinare per almeno 15 minuti, girando di tanto in tanto.

2. Verdure: Nel frattempo, lava e taglia le verdure a julienne.

3. Cottura: Scalda l'olio in una padella antiaderente a fuoco medio. Aggiungi le verdure e cuocile per circa 5 minuti, o finché saranno tenere e leggermente croccanti.

4. Unisci il tofu: Scola il tofu dalla marinatura e aggiungilo alle verdure. Cuoci per altri 5-7 minuti, mescolando di tanto in tanto, fino a quando il tofu sarà dorato e le verdure saranno ben cotte.

5. Servi: Servi il tofu con verdure saltate caldo, accompagnato da riso integrale, quinoa o noodles di soia.

Informazioni Nutrizionali (circa):

- Calorie: 250-300 kcal

- Proteine: 20-25g

- Grassi: 10-15g (principalmente grassi insaturi)

- Carboidrati: 25-30g

- Fibre: 5-7g

- Vitamine: A, C, K, gruppo B

- Minerali: Ferro, potassio, magnesio

Benefici per la Pelle degli Ingredienti Principali:

- **Tofu:** Ricco di proteine vegetali di alta qualità, il tofu aiuta a riparare i tessuti e a mantenere la pelle elastica. È inoltre una buona fonte di isoflavoni, composti con proprietà antiossidanti che possono aiutare a proteggere la pelle dai danni dei radicali liberi.

- **Verdure:** Le verdure utilizzate in questa ricetta, come peperoni, carote e zucchine, sono ricche di vitamine e antiossidanti che contribuiscono a mantenere la pelle sana e luminosa. La vitamina C, in particolare, è essenziale per la produzione di collagene, una proteina fondamentale per la struttura della pelle.

- **Zenzero:** Lo zenzero ha proprietà antinfiammatorie che possono aiutare a ridurre il rossore e l'irritazione della pelle.

- **Olio extravergine d'oliva:** Ricco di acidi grassi monoinsaturi e vitamina E, l'olio extravergine d'oliva aiuta a idratare la pelle in profondità e a proteggerla dai danni dei radicali liberi.

Suggerimenti aggiuntivi:

- **Personalizzazioni:** Puoi personalizzare questa ricetta utilizzando diverse verdure di stagione.

- **Salse:** Servi il piatto con una salsa a base di soia e sesamo, o con una salsa allo yogurt greco e menta.

- **Accompagnamenti:** Puoi accompagnare il tofu con riso integrale, quinoa, noodles di soia o verdure saltate.

Polpette di Lenticchie e Semi di Chia

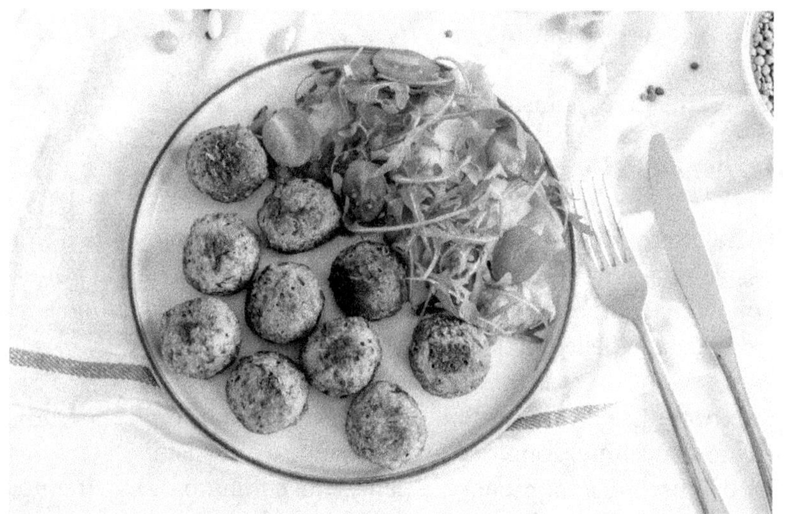

Ingredienti per 1 porzione:

- 100g di lenticchie cotte

- 1 cucchiaio di semi di chia

- 1 spicchio d'aglio tritato

- 1 ciuffo di prezzemolo tritato

- Pangrattato q.b.

- 1 uovo (o 1 cucchiaio di semi di lino macinati per una versione vegana)

- Olio extravergine d'oliva

- Sale e pepe nero macinato fresco q.b.

Preparazione:

1. Prepara l'impasto: In una ciotola, schiaccia le lenticchie cotte con una forchetta fino a ottenere un composto omogeneo. Aggiungi i semi di chia, l'aglio tritato, il prezzemolo, il pangrattato e l'uovo (o i semi di lino macinati). Condisci con sale e pepe a piacere.

2. Forma le polpette: Con le mani umide, forma delle polpette di circa 3-4 cm di diametro.

3. Cottura: Scalda un filo d'olio extravergine d'oliva in una padella antiaderente. Cuoci le polpette a fuoco medio, rigirandole spesso, fino a quando saranno dorate e croccanti su tutti i lati.

Informazioni Nutrizionali (circa):

- Calorie: 250-300 kcal

- Proteine: 15-20g

- Grassi: 10-15g (principalmente grassi insaturi)

- Carboidrati: 20-25g

- Fibre: 5-7g

- Ferro: 4-5 mg (22-28% del valore giornaliero)

- Vitamine: A, C, gruppo B

- Minerali: Potassio, magnesio

Benefici per la Pelle:

- **Lenticchie:** Ricche di proteine vegetali, ferro e fibre, le lenticchie aiutano a riparare i tessuti e a mantenere la pelle elastica. Il ferro è essenziale per la produzione di collagene, una proteina che fornisce struttura alla pelle.

- **Semi di chia:** Grazie al loro contenuto di omega-3 e fibre, i semi di chia aiutano a idratare la pelle in profondità e a proteggerla dai danni dei radicali liberi.

- **Prezzemolo:** Ricco di vitamina C e antiossidanti, il prezzemolo contribuisce a proteggere la pelle dai danni dei radicali liberi e a promuovere un aspetto più giovane e luminoso.

- **Olio extravergine d'oliva:** Contiene vitamina E e acidi grassi monoinsaturi che aiutano a idratare la pelle in profondità e a proteggerla dai danni dei raggi UV.

Suggerimenti:

- **Personalizzazioni:** Puoi personalizzare queste polpette aggiungendo altre verdure tritate, come carote, zucchine o cipolle.

- **Salse:** Servi le polpette con una salsa allo yogurt greco e menta, o con una passata di pomodoro.

- **Accompagnamenti:** Le polpette di lenticchie sono ottime da gustare con riso integrale, quinoa o verdure saltate.

Pasta Integrale con Pesto di Rucola e Noci

Ingredienti per 1 persona:

- 80g di pasta integrale

- 30g di rucola fresca

- 20g di noci

- 20g di parmigiano grattugiato (o lievito alimentare in scaglie per una versione vegana)

- 1 spicchio d'aglio

- 3-4 cucchiai di olio extravergine d'oliva

- Sale e pepe nero macinato fresco q.b.

- Pomodorini ciliegino, a piacere

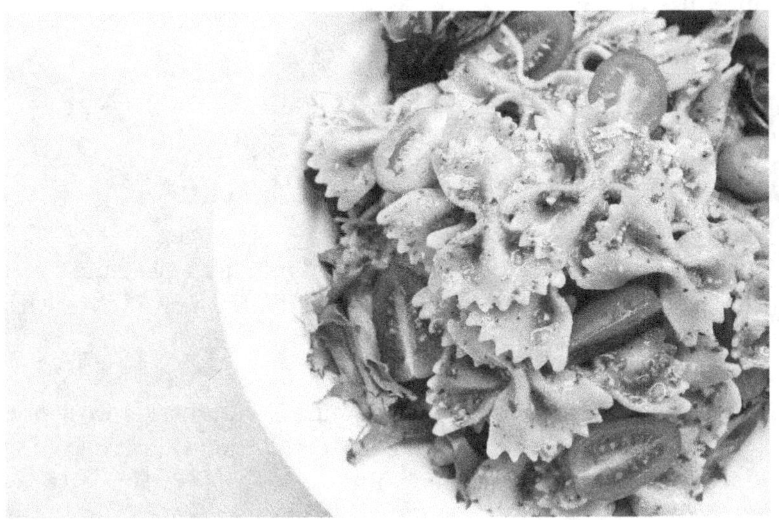

Preparazione:

1. Cuoci la pasta: Cuoci la pasta integrale in abbondante acqua salata fino al dente. Scola e conserva un po' di acqua di cottura.

2. Prepara il pesto: Nel frattempo, in un mixer, frulla la rucola, le noci, il parmigiano (o lievito alimentare), l'aglio, l'olio extravergine d'oliva, il sale e il pepe fino ad ottenere un pesto cremoso. Se il pesto risulta troppo denso, aggiungi un po' di acqua di cottura della pasta.

3. Condisci la pasta: Versa la pasta in una ciotola e condiscila con il pesto, aggiungendo un po' di acqua di cottura se necessario.

4. Servi: Aggiungi i pomodorini ciliegino tagliati a metà e servi immediatamente.

Valori Nutrizionali (circa):

- Calorie: 500-600 kcal

- Proteine: 20-25g

- Grassi: 25-30g (principalmente grassi insaturi)

- Carboidrati: 60-70g

- Fibre: 10-12g

- Vitamine: A, C, K, gruppo B

- Minerali: Ferro, potassio, magnesio

Benefici per la Pelle degli Ingredienti Principali:

- **Rucola:** Ricca di vitamina C e antiossidanti, la rucola aiuta a proteggere la pelle dai danni dei radicali liberi e a promuovere la produzione di collagene.

- **Noci:** Ottime fonti di omega-3, vitamina E e antiossidanti, le noci aiutano a mantenere la pelle idratata, combattono l'infiammazione e riducono i segni dell'invecchiamento.

- **Parmigiano (o lievito alimentare):** Il parmigiano è ricco di proteine e calcio, che contribuiscono alla salute della pelle. Il lievito alimentare, invece, è una buona fonte di vitamine del gruppo B e di proteine vegetali.

- **Olio extravergine d'oliva:** Ricco di vitamina E e antiossidanti, l'olio extravergine d'oliva aiuta a idratare la pelle in profondità e a proteggerla dai danni dei raggi UV.

Suggerimenti:

- **Personalizzazioni:** Puoi personalizzare questo piatto utilizzando altri tipi di noci, come mandorle o pinoli.

- **Varianti:** Puoi aggiungere altri ingredienti al pesto, come pomodorini secchi o basilico fresco.

- **Accompagnamenti:** Servi la pasta con una spolverata di pepe nero fresco macinato e qualche fogliolina di basilico fresco.

Pudding di Chia con Frutta Fresca e Noci

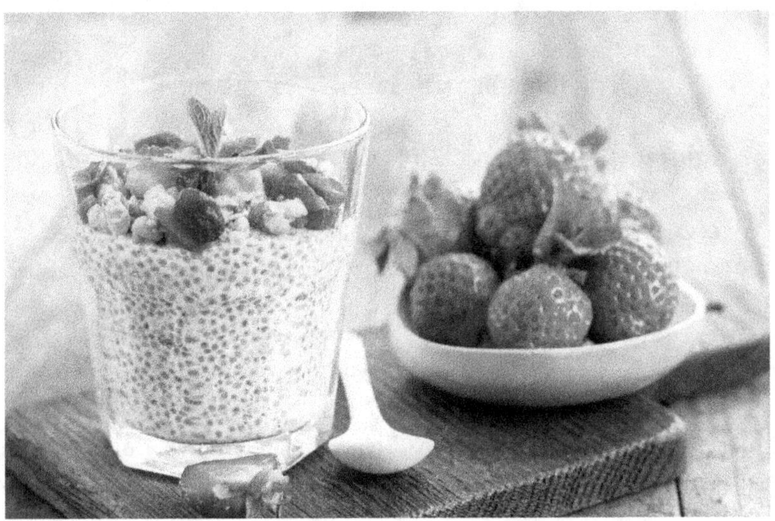

Ingredienti per 1 porzione:

- 30g di semi di chia

- 200ml di latte vegetale (mandorla, cocco o soia)

- Frutta fresca a piacere (mirtilli, lamponi, banane, mango, etc.)

- Noci tritate

- Miele o sciroppo d'agave (opzionale)

- Cannella o vaniglia in polvere (opzionale)

Preparazione:

1. In ammollo: In una ciotola, versa i semi di chia e il latte vegetale. Mescola bene e lascia riposare in frigorifero per almeno 2 ore, o idealmente tutta la notte. I semi di chia assorbiranno il liquido e si gonfieranno, creando una consistenza cremosa.

2. **Assembla:** Trascorso il tempo di riposo, il composto sarà diventato un budino denso. Aggiungi la frutta fresca tagliata a pezzi, le noci tritate e dolcifica a piacere con miele o sciroppo d'agave. Se desideri, puoi aggiungere un pizzico di cannella o vaniglia in polvere per aromatizzare.

3. **Servi:** Versa il pudding in un bicchiere o in una ciotola e servi subito.

Consigli e varianti:

- **Latte vegetale:** Puoi utilizzare il latte vegetale che preferisci, in base ai tuoi gusti e alle tue intolleranze.

- **Frutta:** Sperimenta con diverse combinazioni di frutta fresca di stagione. Le possibilità sono infinite!

- **Dolcificanti:** Oltre al miele e allo sciroppo d'agave, puoi utilizzare altri dolcificanti naturali come lo zucchero di cocco o la stevia.

- **Topping:** Aggiungi altri topping a piacere, come granola, cocco rapè, semi di melograno o cioccolato fondente grattugiato.

- **Gusti:** Per un tocco più particolare, puoi aggiungere un cucchiaio di yogurt greco, un cucchiaino di burro di mandorle o una spolverata di cacao amaro.

Benefici per la pelle:

- **Semi di Chia:** Ricchi di omega-3, questi semi aiutano a mantenere l'idratazione della pelle, migliorandone l'elasticità e riducendo le infiammazioni. Inoltre, gli antiossidanti contenuti nei semi di chia proteggono la pelle dai danni dei radicali liberi, rallentando l'invecchiamento.

- **Frutta fresca:** La frutta è una fonte ricca di vitamine e antiossidanti, essenziali per una pelle sana e luminosa. Ad esempio, i mirtilli sono ricchi di antiossidanti che combattono i radicali liberi, mentre le banane contengono potassio, importante per mantenere l'idratazione cellulare.

- **Noci:** Le noci sono ricche di acidi grassi omega-3, vitamina E e selenio, tutti nutrienti che contribuiscono a proteggere la pelle dai danni dei raggi UV e a mantenere un aspetto giovane e sano.

Valori nutrizionali (circa):

- Calorie: Circa 300-400 kcal (dipende dalla quantità di frutta e noci aggiunta)

- Proteine: Circa 10-15g (principalmente dai semi di chia e dal latte vegetale)

- Carboidrati: Circa 30-40g (principalmente dalla frutta e dai semi di chia)

- Grassi: Circa 15-20g (principalmente dalle noci e dai semi di chia)

- Fibre: Circa 10-15g (principalmente dai semi di chia e dalla frutta)

Barrette Energetiche Personalizzate

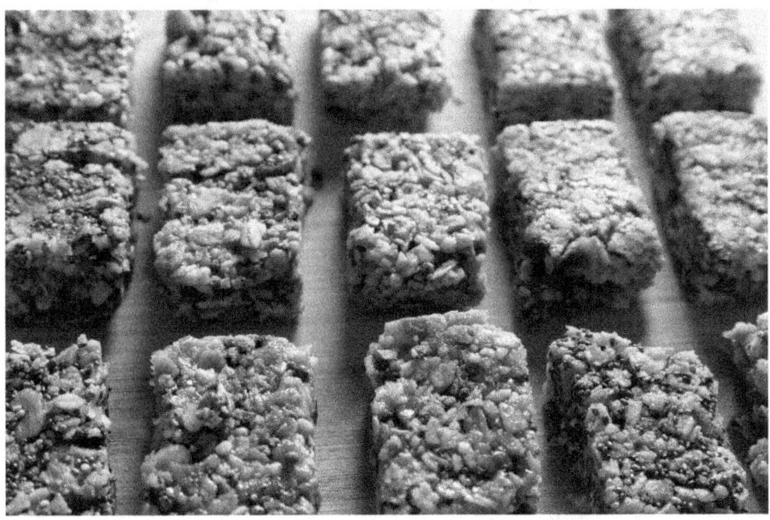

Ingredienti per 12 barrette:

- 300g di fiocchi d'avena

- 180g di datteri secchi denocciolati

- 60g di noci tritate

- 18g di semi di chia

- 36g di burro di arachidi al naturale (o altro burro di frutta secca)

- 9g di miele o sciroppo d'acero

- Frutta secca a piacere (mirtilli, goji, cocco grattugiato, ecc.)

Preparazione:

1. Frulla i datteri: In un mixer, trita finemente i datteri fino a ottenere una pasta.

2. Unisci gli ingredienti: In una ciotola, mescola i datteri tritati con l'avena, le noci tritate, i semi di chia, il burro di arachidi, il miele e il sale.

3. Forma la barretta: Compatta il composto tra due fogli di carta forno, formando una barretta.

4. Decora: Spolvera con la frutta secca a piacere.

5. Conserva: Metti in frigorifero per almeno 30 minuti prima di gustare.

Valori Nutrizionali (circa per barretta):

- Calorie: 150-180 kcal

- Proteine: 5-7g

- Grassi: 8-10g (principalmente grassi insaturi dagli Omega-3)

- Carboidrati: 20-25g

- Fibre: 3-5g

Perché fanno bene alla pelle?

- **Omega-3:** I semi di chia e le noci sono ricchi di acidi grassi Omega-3, fondamentali per l'idratazione e l'elasticità della pelle.

- **Antiossidanti:** La frutta secca è ricca di antiossidanti, che combattono i radicali liberi e proteggono la pelle dall'invecchiamento precoce.

- **Fibre:** Le fibre favoriscono la digestione e contribuiscono a mantenere una pelle sana.

Consigli per personalizzare le barrette:

- **Burri di frutta secca:** Sperimenta con diversi burri di frutta secca (mandorle, noci di macadamia) per variare il sapore e apporto nutrizionale.

- **Semi:** Aggiungi altri semi come lino, zucca o sesamo per un boost di Omega-3 e minerali.

- **Frutta secca:** Utilizza una varietà di frutta secca per un apporto maggiore di vitamine e minerali.

- **Spezie:** Aggiungi un pizzico di cannella, zenzero o cardamomo per un tocco aromatico e antinfiammatorio.

- **Cioccolato fondente:** Aggiungi pezzetti di cioccolato fondente al 70% o più per un tocco goloso e antiossidante.

Hummus di Ceci con Semi di Lino

Ingredienti per 1 porzione:

- 100g ceci cotti

- 2 cucchiai tahina

- 2 cucchiai succo di limone

- 1 spicchio d'aglio

- 3 cucchiai olio extravergine d'oliva

- 1 cucchiaio semi di lino

- Sale e pepe q.b.

- Paprica dolce o affumicata (facoltativa)

- Prezzemolo fresco tritato (facoltativo)

Preparazione:

1. Frulla i ceci: In un mixer o frullatore, metti i ceci cotti, la tahina, il succo di limone, l'aglio e l'olio extravergine d'oliva. Frulla fino ad ottenere una crema liscia e omogenea.

2. Aggiungi i semi di lino: Aggiungi i semi di lino al composto e frulla brevemente per distribuirli uniformemente.

3. Condisci: Assaggia e aggiusta di sale e pepe. Se desideri un tocco di colore e sapore, aggiungi un pizzico di paprica e una spolverata di prezzemolo tritato.

4. Servi: Versa l'hummus in una ciotola e servi con verdure crude, pane pita o crackers integrali.

Informazioni Nutrizionali (circa per porzione):

- Calorie: 300-350 kcal

- Proteine: 15-20g

- Grassi: 20-25g (principalmente grassi insaturi dagli Omega-3)

- Carboidrati: 25-30g

- Fibre: 10-12g

Perché è così buono per la pelle?

- **Omega-3:** I semi di lino sono ricchissimi di acidi grassi Omega-3, fondamentali per l'idratazione e l'elasticità della pelle.

- **Antiossidanti:** I ceci e l'olio extravergine d'oliva contengono antiossidanti che combattono i radicali liberi e proteggono la pelle dall'invecchiamento.

- **Fibre:** Le fibre favoriscono la digestione e contribuiscono a mantenere una pelle sana.

Consigli e Varianti:

- **Ceci:** Puoi utilizzare ceci in scatola già cotti oppure lessarli in casa.

- **Tahina:** La tahina è una pasta di sesamo, ma puoi sostituirla con burro di mandorle o di arachidi per un sapore diverso.

- **Spezie:** Sperimenta con diverse spezie come cumino, coriandolo o zenzero per un tocco orientale.

- **Verdure:** Servi l'hummus con carote crude, cetrioli, peperoni o sedano per un piatto completo e nutriente.

- **Acqua di cottura dei ceci:** Utilizza un po' dell'acqua di cottura dei ceci per rendere l'hummus più cremoso.

Crackers ai Semi

Rendimento: Circa 20-25 cracker

Ingredienti:

- 250g di farina integrale

- 100g di fiocchi d'avena

- 50g di semi di sesamo

- 50g di semi di lino macinati

- 50g di semi di zucca

- 50g di semi di chia

- 1 cucchiaino di lievito per dolci

- 1 cucchiaino di sale

- 100ml di olio extravergine d'oliva

- 75ml di acqua

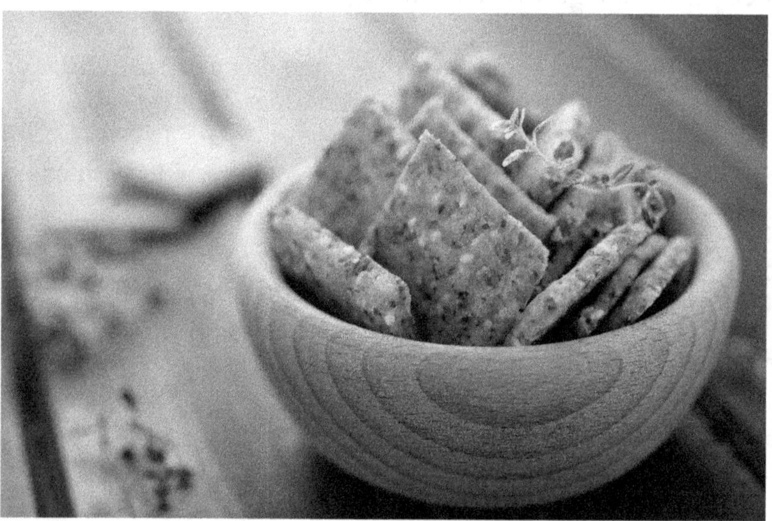

Preparazione:

1. Preriscalda il forno a 180°C. Fodera una teglia con carta forno.

2. Mescola in una ciotola capiente la farina, i fiocchi d'avena, i semi, il lievito e il sale.

3. Unisci l'olio e l'acqua e lavora l'impasto fino a ottenere un composto omogeneo.

4. Stendi l'impasto su una spianatoia infarinata e ricava i cracker con un tagliapasta o un coltello.

5. Cuoci in forno per 15-20 minuti, o fino a doratura.

6. Lascia raffreddare completamente prima di servire.

Informazioni Nutrizionali (per porzione - circa 3-4 cracker):

- Calorie: 200-250 kcal

- Proteine: 10-12g

- Grassi: 15-18g (principalmente insaturi)

- Carboidrati: 20-25g

- Fibre: 6-8g

Benefici per la Pelle:

- **Omega-3:** Presenti in abbondanza nei semi di lino e chia, aiutano a mantenere la pelle idratata ed elastica, riducendo le infiammazioni.

- **Antiossidanti:** Proteggono le cellule della pelle dai danni dei radicali liberi, rallentando l'invecchiamento.

- **Vitamine e minerali:** I semi sono ricchi di vitamine del gruppo B, zinco e magnesio, che contribuiscono alla salute della pelle e dei capelli.

Consigli e Varianti:

- **Conservazione:** Conserva i cracker in un contenitore ermetico a temperatura ambiente per circa una settimana.

- **Personalizzazioni:** Aggiungi erbe aromatiche (rosmarino, origano), spezie (paprika dolce, curcuma) o formaggio grattugiato per variare il sapore.

- **Gluten free:** Utilizza una farina senza glutine per rendere i cracker adatti a celiaci e intolleranti al glutine.

- **Altre farine:** Sperimenta con farine diverse come quella di farro, di segale o di avena integrale.

- **Abbinamenti:** Perfetti come snack, per accompagnare zuppe o hummus, o come base per antipasti.

- **Per una pelle ancora più radiosa:** Associa il consumo di questi cracker a una dieta equilibrata, all'idratazione e a una buona protezione solare.

Trail Mix Energizzante

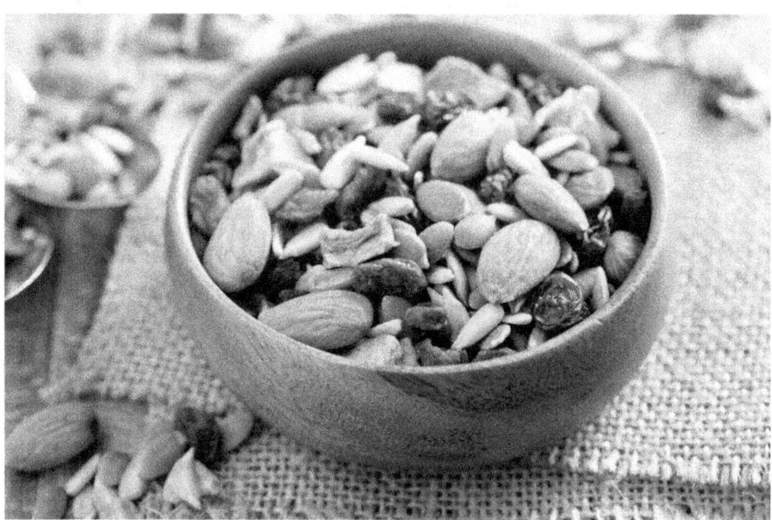

Ingredienti:

- 30g di mandorle

- 30g di noci

- 30g di nocciole

- 15g di semi di chia

- 15g di semi di lino

- 15g di semi di zucca

- 45g di uvetta

- 45g di mirtilli rossi disidratati

Una porzione equivale a circa 30g

Preparazione:

1. In una ciotola, unisci tutti gli ingredienti.

2. Mescola bene per amalgamare i sapori.

3. Consuma una manciata di mix quando hai voglia di uno snack o di qualcosa di gustoso e dolce.

Benefici per la pelle di ciascun ingrediente:

- **Mandorle:** Ricche di vitamina E, un potente antiossidante che protegge la pelle dai danni dei radicali liberi e aiuta a mantenere l'idratazione.

- **Noci:** Contengono acidi grassi omega-3, che riducono l'infiammazione e migliorano l'elasticità della pelle.

- **Nocciole:** Forniscono vitamina E e magnesio, che contribuiscono alla salute della pelle e aiutano a prevenire la secchezza.

- **Semi di chia:** Ricchi di omega-3, fibre e antiossidanti, questi semi aiutano a idratare la pelle e a proteggerla dai danni ambientali.

- **Semi di lino:** Ottima fonte di omega-3, questi semi aiutano a ridurre l'infiammazione e a migliorare la texture della pelle.

- **Semi di zucca:** Contengono zinco, essenziale per la produzione di collagene, che mantiene la pelle giovane e soda.

- **Uvetta:** Fornisce potassio, che aiuta a mantenere l'idratazione della pelle e a ridurre il gonfiore.

- **Mirtilli rossi disidratati:** Ricchi di antiossidanti, aiutano a proteggere la pelle dai danni dei radicali liberi e a prevenire l'invecchiamento precoce.

Consigli:

- **Personalizza** il tuo trail mix aggiungendo altri semi (sesamo, canapa), frutta secca (pistacchi, anacardi) o frutta disidratata (banane, mango).

- **Conserva** il trail mix in un contenitore ermetico a temperatura ambiente per un massimo di due settimane.

- **Porta** il tuo trail mix con te ovunque tu vada per uno spuntino sano e nutriente.

Bevande:

Latte di Mandorle e Chia

Ingredienti:

- 1 tazza di mandorle (circa 120g)

- 4 tazze di acqua filtrata

- 2 cucchiai di semi di chia

- 1 pizzico di sale (opzionale)

- Un pizzico di vaniglia in polvere o estratto (opzionale)

- Dolcificante a piacere (miele, sciroppo d'agave, datteri)

Attrezzatura:

- Blender

- Filtro a maglia fine o sacchetto di tela per nocciole

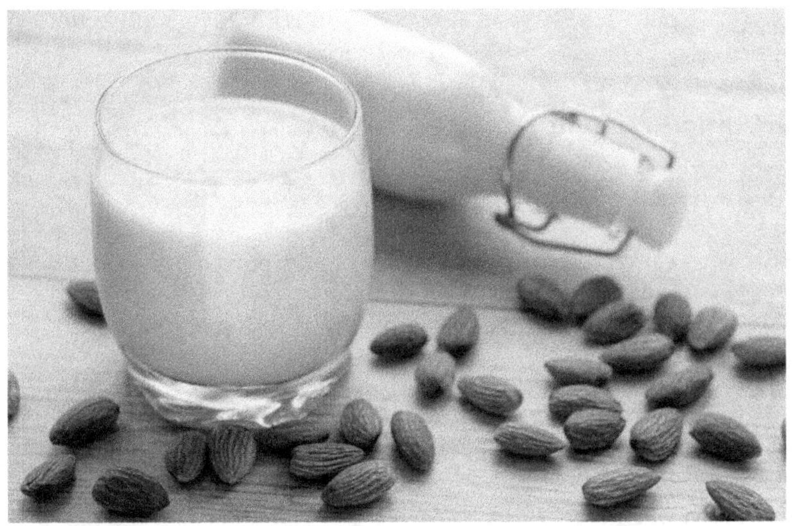

Preparazione:

1. Ammollo delle mandorle: Metti le mandorle in una ciotola e coprile con abbondante acqua. Lasciale in ammollo per almeno 8 ore o tutta la notte. Questo processo ammorbidirà le mandorle e faciliterà la preparazione del latte.

2. Scola e sciacqua: Scolala le mandorle e sciacquale bene sotto acqua corrente.

3. Frulla: Metti le mandorle scolate nel blender insieme all'acqua filtrata, al sale e alla vaniglia. Frulla a velocità alta fino ad ottenere un composto liscio e cremoso.

4. Filtra: Versa il composto ottenuto in un filtro a maglia fine o in un sacchetto di tela per nocciole. Spremi bene la polpa per estrarre tutto il latte.

5. Aggiungi i semi di chia: Versa il latte di mandorle in un contenitore di vetro e aggiungi i semi di chia. Mescola bene e lascia riposare in frigorifero per almeno 30 minuti o tutta la notte. I semi di chia assorbiranno parte del liquido e si gonfieranno, creando una consistenza cremosa.

6. Dolcifica a piacere: Prima di servire, aggiungi il dolcificante che preferisci.

Informazioni nutrizionali:

- **Calcio:** Essenziale per la salute delle ossa e dei denti.

- **Proteine:** Contribuiscono alla crescita e al riparo dei tessuti.

- **Grassi sani:** Buoni per il cuore e la salute cardiovascolare.

- **Fibre:** Favoriscono la digestione e il senso di sazietà.

- **Omega-3:** Importanti per la salute della pelle e del cervello.

Benefici per la pelle:

- **Mandorle:** Ricche di vitamina E, un potente antiossidante che protegge la pelle dai danni dei radicali liberi.

- **Semi di chia:** Contengono omega-3, che aiutano a mantenere la pelle idratata e a ridurre l'infiammazione.

- **Vaniglia:** Ha proprietà antiossidanti e può contribuire a un aspetto più luminoso della pelle.

Suggerimenti:

- **Conservazione:** Conserva il latte di mandorle e chia in frigorifero per massimo 3-4 giorni.

- **Utilizzi:** Perfetto per la colazione, per preparare frullati, smoothie o come base per il caffè.

- **Arricchisci:** Puoi aggiungere al tuo latte di mandorle e chia altri ingredienti come cacao in polvere, cannella o frutta fresca.

- **Polpa di mandorle:** Non buttare la polpa rimasta dopo la filtrazione! Puoi utilizzarla per preparare biscotti, torte o come ingrediente per i tuoi piatti.

Acqua aromatizzata al limone e menta con semi di chia

Ingredienti:

- 1 litro di acqua filtrata (per una caraffa grande)

- 1 limone biologico (per un sapore più intenso)

- Un mazzetto di menta fresca (circa 10-15 foglie)

- 1 cucchiaio di semi di chia

Preparazione:

1. Taglia il limone: Lava bene il limone e taglialo a rondelle sottili, eliminando i semi.

2. Prepara la menta: Lava e sminuzza le foglie di menta.

3. Assembla: In una caraffa grande, versa l'acqua filtrata. Aggiungi le fette di limone, le foglie di menta sminuzzate e i semi di chia.

4. Lascia a riposare: Mescola bene e lascia riposare in frigorifero per almeno 30 minuti, o preferibilmente per un'ora o più, per un sapore più intenso e per permettere ai semi di chia di idratarsi.

Informazioni nutrizionali:

Questa bevanda è principalmente composta da acqua e offre un apporto minimo di calorie. Tuttavia, grazie agli ingredienti aggiunti, apporta:

- **Vitamina C:** dal limone, necessaria per una pelle bella, sana e luminosa

- **Antiossidanti:** sia dal limone che dalla menta, che aiutano a combattere i radicali liberi per mantenere la pelle giovane

- **Fibre:** dai semi di chia

- **Omega-3:** dai semi di chia, importanti per la salute della pelle

Consigli aggiuntivi:

- **Personalizza:** Puoi regolare la quantità di limone e menta in base ai tuoi gusti. Se preferisci un sapore più intenso, aggiungine di più.

- **Varianti:** Sperimenta con altre erbe aromatiche come rosmarino, timo o basilico, oppure con altri agrumi come lime o pompelmo.

- **Dolcificante:** Se preferisci un gusto più dolce, puoi aggiungere un cucchiaino di miele o sciroppo d'agave.

- **Gasata:** Per una versione frizzante, utilizza acqua frizzante invece di quella naturale.

Perché l'acqua filtrata? L'acqua filtrata garantisce un sapore più puro e rimuove eventuali sostanze presenti nell'acqua di rubinetto che potrebbero alterare il gusto della bevanda.

Ricette con acido ialuronico: brodi vegetali e gelatine

Abbiamo già visto come l'acido ialuronico sia un componente fondamentale della nostra pelle, responsabile della sua idratazione e elasticità. Ne abbiamo parlato ampiamente nella sezione dedicata, sottolineando il suo ruolo chiave nel contrastare i segni del tempo. Ora approfondiamo come integrare questo prezioso alleato con la nostra alimentazione quotidiana.

Sebbene non esistano alimenti che contengano direttamente acido ialuronico in quantità significative e non possiamo direttamente convertire il cibo in acido ialuronico, la nostra alimentazione influenza la sua produzione. Un'alimentazione equilibrata e ricca di nutrienti contribuisce alla salute della pelle. Brodi e gelatine ricchi di collagene e altri nutrienti supportano la salute della pelle e dei tessuti connettivi. I legumi fonte di proteine vegetali, fibre e micronutrienti essenziali contribuiscono alla sintesi del collagene, fondamentale per l'elasticità della pelle. Frutta, verdura, noci e semi sono ricchi di antiossidanti e vitamine che proteggono la pelle dai danni dei radicali liberi. Alcuni nutrienti, come la vitamina C, sono essenziali per la sintesi del collagene, che ripetiamo lavora a strettissimo contatto con l'acido ialuronico. Inoltre, una dieta equilibrata e ricca di antiossidanti può contribuire a creare un ambiente favorevole alla produzione di acido ialuronico.

Se ne sente spesso parlare in relazione a creme e sieri anti-età, ma pochi sanno che la produzione di acido ialuronico può essere in qualche modo stimolata attraverso l'alimentazione, generando un approccio molto più naturale alla tua bellezza. Proprio come facevano le nostre nonne, che preparavano brodi e gelatine ricchi di sostanze nutritive, anche noi possiamo sfruttare i benefici di questi alimenti per la nostra bellezza. Scopriamo insieme come preparare dei brodi vegetali, delle gelatine nutrienti e gustose e gustose zuppe, per un'alimentazione anti-rughe completa e naturale.

Ecco una tabella degli alimenti ricchi di acido ialuronico o dei suoi precursori per sapere come muoverti al meglio in cucina e quando devi riempire il carrello della spesa

Alimento	Principali benefici per la pelle	Come consumarlo
Brodi Ossei	Ricchi di collagene, partner stretto dell'acido ialuronico	In zuppe, sughi o da soli
Pesce Azzurro	Contiene omega-3 che favoriscono la produzione di acido ialuronico	Al forno, al vapore o in umido
Frutti di Bosco	Ricchi di antiossidanti che proteggono l'acido ialuronico	Freschi, in macedonie o in frullati
Verdura a Foglia Verde	Contengono vitamina C essenziale per la sintesi del collagene	In insalate, centrifugati, frullati o come contorno
Semi (chia, lino, zucca)	Ricchi di omega-3 e antiossidanti	In yogurt, insalate o pane

Una domanda che ricevo di frequente è:

L'acido ialuronico assunto per via orale ha gli stessi effetti di quello applicato sulla pelle?

Risposta: Sì, l'acido ialuronico assunto per via orale contribuisce ad aumentare i livelli di acido ialuronico nell'organismo, migliorando l'idratazione della pelle dall'interno. E ora passiamo alle ricette!

Brodi di vegetali e carne

Perché sono importanti?

I brodi vegetali, preparati con ossa, cartilagine e verdure, sono una fonte concentrata di collagene e di aminoacidi essenziali per la sintesi dell'acido ialuronico. Questi nutrienti sono fondamentali per mantenere la pelle elastica, idratata e giovane. Inoltre, i brodi sono ricchi di minerali e vitamine che sostengono la salute generale dell'organismo.

Ricetta base:

Ingredienti:

- 1 kg di ossa (manzo, pollo o tacchino)
- 1 cipolla
- 1 carota
- 1 costa di sedano
- 2 spicchi d'aglio
- 1 cucchiaio di aceto di mele
- Acqua a copertura
- Sale e pepe q.b.
- Erbe aromatiche a piacere (prezzemolo, timo, rosmarino)

Preparazione:

1. Tosta leggermente le ossa in forno per rilasciare maggiormente i nutrienti.

2. Metti le ossa in una pentola capiente, aggiungi le verdure tagliate a pezzi grossolani, l'aceto, le erbe aromatiche, il sale e l'acqua.

3. Porta a ebollizione, poi abbassa la fiamma e lascia sobbollire per almeno 8-12 ore, o anche più a lungo.

4. Filtra il brodo con un colino a maglie fini.

Varianti del brodo di vegetali e carne:

- **Brodo di pollo con cartilagine:** Aggiungi cartilagine di pollo per aumentare il contenuto di collagene.

- **Brodo verde:** Aggiungi un mix di verdure a foglia verde come spinaci, cavolo nero e bietole.

- **Brodo speziato:** Aggiungi zenzero, curcuma, cannella e pepe nero per un tocco orientale.

- **Brodo con legumi:** Aggiungi legumi come lenticchie o fagioli per aumentare il contenuto proteico.

Consigli d'uso:

- **Bere caldo:** Il brodo caldo è perfetto per riscaldarsi nelle giornate fredde e per favorire la digestione.

- **Utilizzo in cucina:** Utilizza il brodo vegetale per preparare zuppe, risotti, minestre, salse e per cuocere la pasta o il riso.

- **Conservazione:** Il brodo può essere conservato in frigorifero per 3-4 giorni o in freezer per periodi più lunghi.

Perché proprio l'aceto di mele?

L'aceto di mele aiuta a estrarre i minerali dalle ossa e dalle cartilagini, rendendoli più biodisponibili. Inoltre, ha proprietà antibatteriche e antinfiammatorie.

Perché è importante la cottura lenta a bassa temperatura?

La cottura lenta a bassa temperatura permette ai nutrienti di estrarsi lentamente dalle ossa e dalle cartilagine, senza bruciare e senza alterarne le proprietà benefiche.

Quali sono le ossa migliori da utilizzare?

Le ossa di pollo, manzo e tacchino sono le più comunemente utilizzate. Puoi chiedere al tuo macellaio di fiducia di procurarti ossa con cartilagine, come le zampe di pollo o le costole di manzo.

Come posso rendere il brodo più gustoso?

Puoi aggiungere verdure aromatiche come sedano rapa, pastinaca, porro e cipolla rossa. Per un tocco di sapore in più, puoi utilizzare erbe aromatiche fresche come prezzemolo, timo, rosmarino e alloro.

Cosa posso aggiungere al brodo per renderlo più sostanzioso?

Puoi aggiungere tagli di carne magra come il pollo o il manzo invece delle sole ossa, oppure dei legumi come le lenticchie o i ceci.

<u>Brodi solo vegetali</u>

Perché i Brodi Vegetali Fanno Bene alla Pelle?

Sebbene i brodi vegetali non contengano direttamente collagene o acido ialuronico (sostanze tipicamente associate a prodotti animali), sono ricchi di:

- **Antiossidanti:** Combattono i radicali liberi, rallentando l'invecchiamento cellulare e proteggendo la pelle dai danni ambientali.

- **Minerali:** Essenziali per mantenere una pelle sana e luminosa, come zinco, rame e selenio.

- **Vitamine:** Soprattutto le vitamine A e C, che favoriscono la produzione di collagene e proteggono la pelle dai raggi UV.

- **Acqua:** Idrata l'organismo dall'interno, contribuendo a mantenere la pelle elastica e tonica.

Consumare regolarmente brodi vegetali aiuta la pelle a migliorare l'idratazione, grazie all'alto contenuto d'acqua. Inoltre, riduce l'infiammazione perché molte verdure utilizzate per preparare i brodi hanno proprietà antinfiammatorie.

Come sempre esploro i benefici dell'opzione vegetale per chi non consuma carne o pesce e anche se non é il capitolo esatto in ci discuterne in modo che ci sia un opzione di ogni ricetta che vada bene per la pelle, ma anche per le diverse esigenze alimentari.

Ricetta Base del Brodo Vegetale

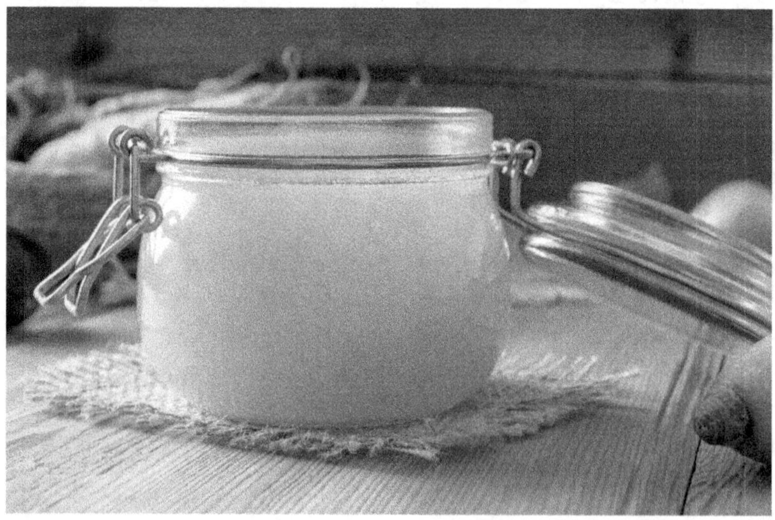

Ingredienti:

- 1 cipolla bianca

- 1 carota

- 1 costa di sedano

- 2 spicchi d'aglio

- Acqua a copertura

- Sale marino integrale

- Pepe nero in grani

- Erbe aromatiche fresche a piacere (prezzemolo, timo, rosmarino)

Preparazione:

1. Lava accuratamente le verdure.

2. Taglia le verdure a pezzi grossolani.

3. In una pentola capiente, versa le verdure e coprile con abbondante acqua fredda.

4. Aggiungi il sale, il pepe e le erbe aromatiche.

5. Porta a ebollizione, poi abbassa la fiamma e lascia sobbollire per almeno 30-40 minuti.

6. Filtra il brodo con un colino a maglie fini.

Varianti del Brodo Vegetale

- **Brodo verde:** Aggiungi spinaci, cavolo nero o altre verdure a foglia verde per un tocco di colore e un boost di nutrienti.

- **Brodo speziato:** Aromatizza il tuo brodo con zenzero, curcuma, cannella o peperoncino per un sapore più intenso.

- **Brodo con legumi:** Aggiungi lenticchie, ceci o fagioli per un brodo più sostanzioso e ricco di proteine.

- **Brodo con alghe:** Le alghe come il kombu o il wakame aggiungono un tocco umami e sono ricche di minerali.

Approfondiamo i benefici specifici delle alghe per la pelle quando vengono utilizzate nei brodi vegetali:

- **Aumento della produzione di collagene:** Alcune alghe, come la spirulina, sono ricche di vitamina C, un nutriente essenziale per la sintesi del collagene, la proteina che conferisce alla pelle elasticità e compattezza.

- **Idratazione profonda:** Le alghe sono ricche di minerali come il magnesio, che aiutano a trattenere l'umidità nella pelle, migliorandone l'idratazione.

- **Protezione dai radicali liberi:** Gli antiossidanti presenti nelle alghe, come i carotenoidi, combattono i radicali liberi, rallentando l'invecchiamento cellulare e prevenendo la formazione delle rughe.

- **Effetto lenitivo:** Alcune alghe hanno proprietà lenitive e calmanti, ideali per pelli sensibili o irritate.

- **Miglioramento della circolazione:** I minerali contenuti nelle alghe, come lo iodio, contribuiscono a migliorare la circolazione sanguigna, apportando ossigeno e nutrienti alle cellule della pelle.

Quali alghe scegliere per il brodo vegetale?

- **Kombu:** Ricca di iodio e acido glutammico, l'alga kombu dona al brodo un sapore umami intenso e ha proprietà antiossidanti.

- **Wakame:** Quest'alga è ricca di calcio e ferro, e ha un sapore delicato e leggermente dolciastro.

- **Nori:** Più conosciuta per essere utilizzata per preparare gli onigiri, la nori può essere aggiunta al brodo per un tocco di sapore marino.

- **Spirulina:** Un'alga dalle proprietà nutritive straordinarie, ricca di proteine, vitamine e minerali.

Come utilizzare le alghe nel brodo vegetale?

- **In pezzi:** Aggiungi un pezzo di alga kombu o wakame direttamente nel brodo durante la cottura.

- **In polvere:** Utilizza le alghe in polvere per un sapore più delicato e facile da dosare.

- **In fiocchi:** I fiocchi di nori possono essere aggiunti al brodo pochi minuti prima di spegnere il fuoco.

Consigli aggiuntivi:

- **Non esagerare con le quantità:** Le alghe hanno un sapore intenso, quindi utilizzale con moderazione.

- **Sperimenta:** Prova diverse varietà di alghe e combinazioni di sapori per trovare la tua preferita.

Il brodo vegetale è estremamente versatile e può essere utilizzato in moltissime *preparazioni*:

- **Base per zuppe e minestre:** Un brodo vegetale fatto in casa è la base perfetta per preparare zuppe e minestre calde e nutrienti.

- **Risotti e pasta:** Sostituisci l'acqua con il brodo vegetale per arricchire il sapore dei tuoi piatti.

- **Salse e sughi:** Utilizza il brodo vegetale per creare salse e sughi leggeri e salutari.

- **Marinature:** Marina carni e verdure nel brodo vegetale per un sapore più intenso e una cottura più tenera.

- **Bevande calde:** Sorseggia un brodo vegetale caldo per riscaldarti nelle giornate fredde o per favorire la digestione.

Benefici aggiuntivi dei brodi vegetali:

- **Digestione:** Il brodo vegetale è facile da digerire e può aiutare a calmare il sistema digestivo.

- **Dimagrimento:** Può essere un ottimo alleato per chi vuole perdere peso, in quanto è poco calorico e molto saziante.

- **Benessere generale:** Contribuisce a rafforzare il sistema immunitario e a migliorare l'umore.

Gelatine

Gelatina vegetale vs. gelatina animale: quale scegliere per la tua pelle?

La gelatina, tradizionalmente ottenuta dalla cottura prolungata di tessuti connettivi animali, è ricca di collagene, la proteina che fornisce struttura alla pelle e insieme all'acido ialuronico ne determina la bellezza e l'aspetto. Tuttavia, per chi come predilige un'alimentazione a base prevalentemente vegetale esiste una valida alterativa: i semi di chia. I semi di chia non contengono collagene, ma omega-3. Ho deciso di trattare la gelatina comunque in questa sezione perché effettivamente le ossa e le cartilagini sono un po' l'unico modo per ottenere collagene e stimolare la produzione di acido ialuronico, ma volevo offrire un'opzione comunque molto benefica per la pelle a chi non consuma carne e suoi derivati.

I semi di chia, quando vengono a contatto con un liquido, hanno la capacità di assorbire l'acqua e formare un gel. Questa caratteristica li rende un ingrediente molto versatile in cucina, utilizzato per creare pudding, gelati, yogurt e molte altre preparazioni. Questo gel aiuta a mantenere l'organismo idratato più a lungo, grazie alla sua capacità di trattenere l'acqua. Sebbene i semi di chia non contengano collagene, la loro capacità di idratare la pelle in profondità può contribuire a mantenere un aspetto più giovane e luminoso. Inoltre, gli omega-3 presenti nei semi di chia aiutano a combattere l'infiammazione, altro fattore già discusso che contribuisce all'invecchiamento cutaneo.

Per ricapitolare:

Gelatina animale:

- Ricca di collagene, la proteina che fornisce struttura alla pelle e insieme all'acido ialuronico ne determina la bellezza e l'aspetto.

- Contribuisce alla salute della pelle, ma anche delle articolazioni e dei capelli.

- Può essere utilizzata per preparare aspic, mousse e altri piatti.

Semi di chia:

- Non sono un gelificante come la gelatina o l'agar-agar, ma formano un gel quando vengono a contatto con un liquido.

- Ricchi di omega-3, che hanno proprietà antiossidanti e aiutano a mantenere la pelle idratata.

- Utilizzati per preparare pudding, yogurt e altre ricette soprattutto dolci.

Gelatine Salate

Le gelatine salate sono un modo creativo e raffinato per presentare antipasti, contorni e secondi piatti.

Gelatina Salata di Carne

Ricetta Base

Ingredienti:

- Ossa e cartilagine (manzo, pollo, maiale)

- Verdure (carote, sedano, cipolla, prezzemolo)

- Acqua fredda

- Erbe aromatiche e spezie a piacere (timo, rosmarino, alloro)

Preparazione:

1. Prepara il brodo: In una pentola capiente, metti le ossa e le cartilagine, le verdure tagliate a pezzi grossolani e copri con abbondante acqua fredda. Porta lentamente a ebollizione, schiumando di tanto in tanto.

2. Cuoci a bassa temperatura: Abbassa la fiamma e lascia sobbollire per almeno 12 ore, preferibilmente 24 o più. Più a lungo cuocerai, più il brodo sarà ricco di collagene e minerali.

3. Filtra: Una volta pronto, filtra il brodo con un colino a maglie fini per rimuovere le ossa e le verdure.

4. Raffredda: Lascia raffreddare completamente il brodo prima di metterlo in frigorifero. Durante il raffreddamento, il collagene si trasformerà naturalmente in gelatina, dando al brodo una consistenza densa e nutriente.

5. Aromatizza e modella: Aggiungi le tue erbe aromatiche preferite. Versa il brodo in stampini e lascia solidificare in frigorifero.

Benefici della gelatina salata di carne:

- **Fonte di collagene:** Il collagene presente nel brodo di ossa supporta la salute della pelle, dei capelli, delle unghie e delle articolazioni.

- **Ricca di nutrienti:** La gelatina è una fonte concentrata di minerali come calcio, magnesio e fosforo, essenziali per le ossa e i denti.

- **Digestione:** La gelatina aiuta a migliorare la digestione e può alleviare i disturbi intestinali.

- **Sistema immunitario:** La gelatina, come il brodo di ossa contiene aminoacidi che possono rafforzare il sistema immunitario.

Consigli e Trucchi:

- **Variare le ossa:** Utilizza diverse tipologie di ossa per un gusto più completo e saporito.

- **Acqua fredda:** Inizia la cottura con acqua fredda per estrarre al meglio tutti i nutrienti dalle ossa.

- **Acidi:** Aggiungere un po' di aceto di mele aiuta a estrarre i minerali dalle ossa.

- **Schiuma:** Schiumate regolarmente il brodo per rimuovere le impurità.

- **Creatività:** Sperimenta con diverse erbe, spezie e verdure per creare gusti unici.

Quindi, qual è il suo potere per il benessere della pelle?

- **Stimolazione indiretta:** Consumare alimenti ricchi di collagene, come la gelatina, può stimolare indirettamente la produzione di acido ialuronico da parte dell'organismo. Questo perché il collagene contenuto negli alimenti fornisce i "mattoni" necessari per la sintesi di nuove fibre di collagene e, di conseguenza, per la produzione di nuovo acido ialuronico.

- **Effetto idratante:** La gelatina, una volta ingerita, contribuisce a trattenere l'umidità nell'intestino, favorendo l'idratazione generale dell'organismo. Un'idratazione adeguata è fondamentale per mantenere la pelle elastica e giovane.

Il brodo di ossa gelatinoso è un ingrediente versatile che puoi utilizzare in molti modi. Ecco alcune idee per consumarlo:

Come base per altre preparazioni:

- **Zuppe e minestre:** Aggiungi il brodo di ossa gelatinoso a zuppe e minestre per dargli un sapore più intenso e una consistenza più corposa.

- **Salse e sughi:** Utilizza il brodo come base per preparare salse e sughi per condire carne, pesce o verdure.

- **Risotti e minestre:** Incorpora il brodo durante la cottura del riso o di altri cereali per un piatto più cremoso e nutriente.

Come piatto principale:

- **Terrine e mousse:** Versa il brodo in stampi e lascialo solidificare per creare terrine e mousse salate. Puoi arricchirle con erbe aromatiche, spezie, verdure o carne tritata.

- **Aspic:** Utilizza il brodo per creare aspic, una gelatina salata che può essere utilizzata per decorare piatti o come base per antipasti.

- **Uova in cocotte:** Cuoci le uova in cocotte in una base di brodo di ossa gelatinoso per un piatto elegante e nutriente.

Come contorno:

- **Verdure saltate:** Aggiungi un cucchiaio di brodo di ossa gelatinoso alle verdure saltate per un tocco di sapore in più.

- **Patate al forno:** Spennella le patate al forno con il brodo prima di infornarle per una crosta dorata e un sapore più intenso.

Altri usi:

- **Bevande calde:** Aggiungi un cucchiaio di brodo di ossa gelatinoso a una tazza di tè o caffè per un tocco salato e confortante.

- **Smoothie:** Incorpora il brodo di ossa in polvere (puoi prepararlo disidratando il brodo) ai tuoi smoothie per un boost di proteine e collagene.

Consiglio! Puoi congelare la tua gelatina in porzioni individuali per averlo sempre a disposizione oppure congelarlo nelle vaschette per il ghiaccio e usarlo per un'alternativa sana e naturale a dadi e insaporitori artificiali.

<u>Gelatine Dolci alla Frutta</u>

Le gelatine non sono solo salate! Quelle dolci, oltre ad essere un delizioso dessert, nascondono un segreto per la bellezza della pelle. Come anticipato all'inizio di questa sezione, se fatte con semi di chia sono ricche di omega-3 e sono fondamentali per mantenere una pelle bella e giovane.

Gelatina alla frutta con semi di chia

Ricetta base

Ingredienti:

- 2 tazze di succo di frutta a scelta fatto in casa (meglio per la tua pelle se di frutti di bosco, fragole o ciliegie)

- 3-4 cucchiai di semi di chia

- Frutta fresca a piacere per decorare

Preparazione:

1. Mescola: In una ciotola, mescola bene il succo di frutta e i semi di chia.

2. Fai riposare: Copri la ciotola e lascia riposare in frigorifero per almeno 2-3 ore, o fino a quando il composto non avrà raggiunto la consistenza desiderata. I semi di chia assorbiranno il liquido e creeranno una gelatina naturale. (Io adoro le gelatine molto sode e lo preparo alla sera e lascio in frigo tutta la notte.

3. Servi: Versa la gelatina nelle coppette individuali, decora con frutta fresca a piacere e gusta.

Tip: Io faccio le gelatine nelle vaschette del ghiaccio o gli stampi per cioccolatini in silicone, le conservo in frigo per un paio di giorni e le consumo tipo caramelle quando ho voglia di uno snack fresco, dolce e gustoso. Per conservare la gelatina più a lungo la puoi congelare. Non diventa come un ghiacciolo, ma diventa più densa e compatta. Puoi mangiarla come più ti piace, anche se io trovo che in conseguenza del congelamento il sapore della chia diventi più intenso.

Consigli e varianti:

- **Quantità di semi di chia:** La quantità di semi di chia può variare a seconda del tipo di succo e della consistenza desiderata. Se preferisci una gelatina più densa, puoi aumentare leggermente la quantità di semi.

- **Tempo di riposo:** Il tempo di riposo in frigorifero può variare a seconda della temperatura ambiente. Controlla la consistenza della gelatina ogni tanto. Tieni conto che la gelatina di chia rimane morbida e cremosa.

- **Dolcificanti:** Se il succo di frutta non è sufficientemente dolce, puoi aggiungere un po' di miele, sciroppo d'acero o zucchero di datteri, ma se scegli della frutta succosa e molto matura per i succhi non ti servirà.

- **Gusti:** Sperimenta con diversi tipi di succo di frutta e combinazioni di sapori.

- **Topping:** Decora le tue gelatine con frutta secca, semi, menta fresca o fiori eduli.

Ricette per il collagene

Sebbene non sia possibile assumere il collagene direttamente dagli alimenti nella sua forma intatta, l'alimentazione gioca un ruolo fondamentale nello stimolare la produzione naturale di collagene all'interno del nostro organismo.

Il nostro corpo produce collagene in modo autonomo, ma la quantità e qualità prodotta variano in base ad una serie di fattori come per esempio l'età, lo stile di vita, i livelli di stress e l'alimentazione. Già, perché questo processo naturale può essere influenzato a nostro vantaggio dall'alimentazione e dalle ricette che mettiamo nei nostri piatti ogni giorno, senza dover ricorrere a costosi cosmetici. Attraverso una dieta equilibrata e ricca di specifici nutrienti, possiamo fornire al nostro corpo gli "ingredienti" necessari per sintetizzare il collagene in modo efficiente ed efficace a prescindere dalla nostra età.

I nutrienti che favoriscono la produzione di collagene li abbiamo già ampiamente discussi nel capitolo dedicato, ma ripetiamoli qui per praticità, visto che sono contenuti negli ingredienti che costituiranno le nostre ricette. Sono:

- **Vitamina C:** È un cofattore essenziale nella sintesi del collagene, ovvero aiuta a trasformare gli aminoacidi in collagene. Si trova in abbondanza in agrumi, kiwi, fragole, peperoni e broccoli.

- **Zinco:** Questo minerale è coinvolto in numerosi processi enzimatici, tra cui la sintesi del collagene. Lo troviamo in carne, pesce, legumi, noci e semi.

- **Rame:** Anche il rame è un cofattore enzimatico importante per la produzione di collagene. Buone fonti di rame sono i molluschi, i crostacei, i cereali integrali e i semi oleosi.

- **Aminoacidi essenziali:** Gli aminoacidi prolina e lisina sono i "mattoni" fondamentali del collagene. Li troviamo in alimenti proteici come carne, pesce, uova, legumi e latticini.

Di conseguenza gli alimenti che favoriscono la produzione di collagene sono:

- **Carne:** Pollo, manzo e maiale, soprattutto i tagli più ricchi di tessuto connettivo.

- **Pesce:** Salmone, tonno e sgombro, ricchi di acidi grassi omega-3 che supportano la salute della pelle.

- **Uova:** Contengono tutti gli aminoacidi essenziali e sono ricche di vitamina C.

- **Legumi:** Lenticchie, ceci, fagioli sono ottime fonti di proteine vegetali, zinco e ferro.

- **Frutta e verdura:** Agrumi, kiwi, fragole, peperoni, broccoli, spinaci sono ricchi di vitamina C e antiossidanti.

- **Noci e semi:** Mandorle, noci, semi di lino e chia sono ricchi di acidi grassi essenziali e zinco.

Attenzione ad evitare gli zuccheri raffinati e gli alimenti processati a livello industriale. L'eccesso di zuccheri danneggia il collagene e accelerare l'invecchiamento cutaneo. Invece, gli **alimenti processati** contengono spesso zuccheri aggiunti, grassi saturi e sale, possono infiammare l'organismo e compromettere la produzione di collagene. Ne abbiamo già parlato nel capitolo dedicato al collagene, ma vale sempre la pena ricordarlo, per non rovinare tutti i risultati ottenuti con questo libro e le sue ricette.

Per stimolare la produzione naturale di collagene è fondamentale seguire una dieta equilibrata e ricca di nutrienti. Non esiste un singolo alimento miracoloso, ma una combinazione di cibi che lavorano in sinergia per favorire la salute della pelle (e la bellezza dei tuoi capelli). Ecco perché la sezione ricette di questo libro é così importante, probabilmente più di quella teorica.

Ecco le ricette di questa sezione.

Primi piatti

Zuppe e minestre

Zuppa di lenticchie con verdure

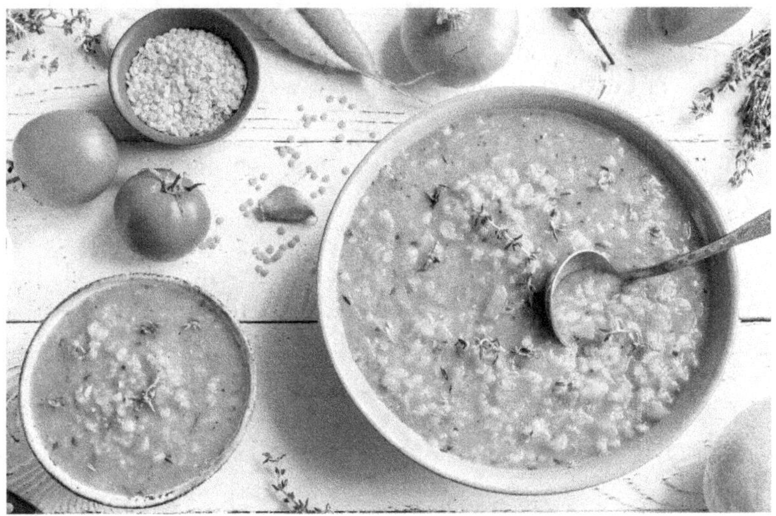

Ingredienti per 2 porzioni:

- 100g lenticchie rosse corallo

- 1 carota media

- 1/2 cipolla bianca

- 1 costa di sedano

- 1 patata media

- 1 litro di brodo vegetale a basso contenuto di sodio (cioè fatto con poco o niente sale)

- 1 spicchio d'aglio

- 1 rametto di rosmarino fresco

- Olio extravergine d'oliva q.b.

- Pepe a piacere.

Preparazione:

1. Lava accuratamente le lenticchie, la carota, la cipolla, il sedano e la patata. Taglia la carota, la cipolla e il sedano a dadini, la patata a cubetti.

2. In una pentola capiente, scalda un filo d'olio extravergine d'oliva e soffriggi l'aglio e il rosmarino tritato fino a doratura.

3. Unisci le verdure tagliate e falle rosolare per qualche minuto, mescolando spesso.

4. Aggiungi le lenticchie, il brodo vegetale e il pepe. Porta a ebollizione, quindi abbassa la fiamma e cuoci a fuoco lento per circa 25-30 minuti, o fino a quando le lenticchie saranno tenere e il brodo si sarà addensato.

5. Spegni il fuoco e servi la zuppa calda, decorando con un filo d'olio extravergine d'oliva e una spolverata di pepe nero.

Valori nutrizionali (circa, per porzione):

- Calorie: 300-350 kcal

- Proteine: 20-25g

- Carboidrati: 40-45g

- Fibre: 15-20g

- Grassi: 5-10g

Benefici per la pelle:

- **Lenticchie:** Ricche di proteine vegetali, fibre e ferro, contribuiscono alla rigenerazione cellulare e alla protezione dai radicali liberi.

- **Carote:** Contengono beta-carotene, un potente antiossidante che aiuta a mantenere la pelle luminosa e a proteggerla dai danni del sole.

- **Sedano:** Ricco di vitamine e minerali, ha proprietà antiossidanti e antinfiammatorie.

- **Patate:** Contengono vitamina C, essenziale per la produzione di collagene, e potassio, che aiuta a mantenere l'idratazione della pelle.

Suggerimenti:

- **Personalizza la tua zuppa:** Puoi aggiungere altre verdure di stagione, come zucca, cavolo nero o spinaci.

- **Per un tocco più cremoso:** Frulla una parte della zuppa con un frullatore a immersione prima di servirla.

- **Accompagnamenti:** Servi la zuppa con crostini di pane integrale o un filo d'olio piccante.

- **Conservazione:** La zuppa si conserva in frigorifero per 2-3 giorni.

Minestra di farro con verdure e ceci
Ingredienti (per 4 persone):

- 200g di farro perlato

- 200g di ceci secchi (oppure 1 scatola da 400g di ceci già lessati a basso contenuto di sodio)

- 1 carota

- 1 costa di sedano

- 1 cipolla

- 2 patate medie

- 1 pomodoro maturo

- 2 litri di brodo vegetale fatto con poco o niente sale

- 2 spicchi d'aglio

- Olio extravergine d'oliva

- Pepe a piacere

- Un rametto di rosmarino fresco (opzionale)

Preparazione:

1. Se usi i ceci secchi: Metti i ceci in ammollo in acqua fredda per almeno 12 ore. Scolali e cuocili in abbondante acqua salata per circa 1 ora o fino a quando saranno teneri.

2. Soffritto: In una pentola capiente, scalda un filo d'olio extravergine d'oliva e soffriggi l'aglio tritato e il rosmarino (se lo usi). Aggiungi la cipolla, la carota e il sedano tagliati a dadini e falli rosolare per qualche minuto.

3. Tosta il farro: Unisci il farro perlato al soffritto e tostalo leggermente per qualche minuto, mescolando continuamente.

4. Cuoci la minestra: Versa il brodo vegetale caldo nella pentola, aggiungi i ceci (lessati o precedentemente cotti), la patata tagliata a cubetti e il pomodoro tagliato a pezzi. Porta a ebollizione, poi abbassa la fiamma e lascia cuocere per circa 30-40 minuti, o fino a quando il farro e le verdure saranno teneri.

5. Servire: Aggiusta il gusto con un po' di pepe se ti piace, spegni il fuoco e servi la minestra calda.

Valori nutrizionali (circa, per porzione):

- Calorie: 400-450 kcal

- Proteine: 25-30g

- Carboidrati: 60-70g

- Fibre: 20-25g

- Grassi: 5-10g

Benefici per la pelle degli ingredienti principali:

- **Farro:** Ricco di fibre e vitamine del gruppo B, aiuta a mantenere la pelle idratata e luminosa.

- **Ceci:** Ottima fonte di proteine vegetali, ferro e zinco, contribuisce alla rigenerazione cellulare e protegge dai radicali liberi.

- **Verdure:** Le verdure utilizzate in questa ricetta (carote, sedano, patate, pomodoro) sono ricche di vitamine, minerali e antiossidanti, essenziali per una pelle sana e luminosa.

Suggerimenti:

- **Varianti:** Puoi aggiungere altre verdure di stagione, come zucca, cavolo nero o spinaci. Puoi anche arricchire la minestra con erbe aromatiche come prezzemolo, maggiorana o timo.

- **Cremosa:** Se preferisci una minestra più cremosa, puoi frullare una parte delle verdure cotte con un po' del brodo di cottura.

- **Accompagnamenti:** Servi la minestra con un filo d'olio extravergine d'oliva, un pizzico di peperoncino e dei crostini di pane integrale.

Zuppa di pollo con verdure e riso

Ingredienti (per 4 persone):

- 500g di pollo a pezzi (cosce o petto senza pelle)

- 180g di riso integrale

- 1 cipolla

- 1 carota

- 1 costa di sedano

- 1 litro di brodo vegetale fatto con poco o niente sale

- 2 litri di acqua

- Olio extravergine d'oliva

- Pepe nero a piacere

- Un rametto di rosmarino fresco (opzionale)

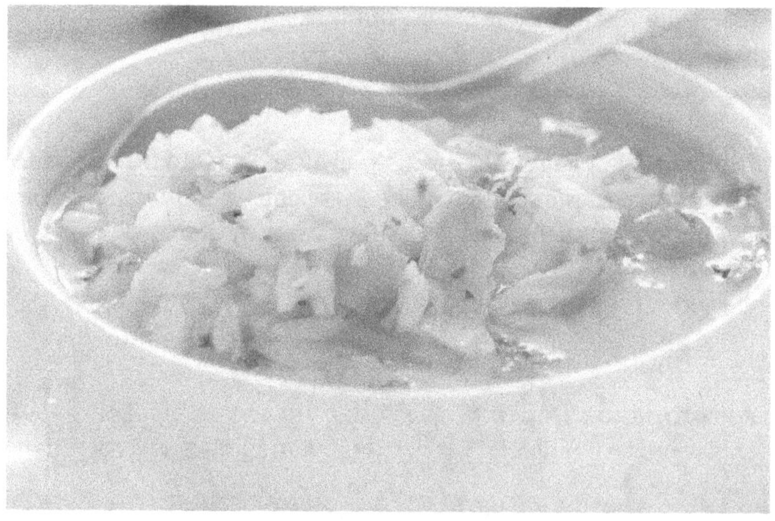

Preparazione:

1. Rosola il pollo: In una pentola capiente, scalda un filo d'olio extravergine d'oliva e rosola i pezzi di pollo fino a doratura su tutti i lati.

2. **Soffritto:** Aggiungi la cipolla, la carota e il sedano tritati finemente e fai rosolare per qualche minuto, fino a quando le verdure saranno appassite.

3. **Tosta il riso:** Unisci il riso al soffritto e tostalo leggermente per qualche minuto, mescolando continuamente.

4. **Cuoci la zuppa:** Versa il brodo vegetale e l'acqua nella pentola, aggiungi il pepe, se ti piace. Se vuoi, puoi aggiungere anche un rametto di rosmarino fresco. Porta a ebollizione, poi abbassa la fiamma e lascia cuocere per circa 20-25 minuti, o fino a quando il riso sarà cotto e la zuppa si sarà addensata.

5. **Servi:** Spegni il fuoco e servi la zuppa calda.

Valori nutrizionali (circa, per porzione):

- Calorie: 400-450 kcal

- Proteine: 30-35g

- Carboidrati: 50-60g

- Fibre: 5-10g

- Grassi: 10-15g

Benefici per la pelle degli ingredienti principali:

- **Pollo:** Fonte di proteine di alta qualità, necessarie per la rigenerazione cellulare.

- **Verdure:** Le verdure utilizzate in questa ricetta (carote, sedano) sono ricche di vitamine, minerali e antiossidanti, essenziali per una pelle sana e luminosa.

- **Riso:** Fornisce energia e contiene vitamine del gruppo B, importanti per la salute della pelle.

Suggerimenti:

- **Varianti:** Puoi aggiungere altre verdure di stagione, come zucca, zucchine o spinaci. Puoi anche arricchire la zuppa con erbe aromatiche come prezzemolo, maggiorana o timo.

- **Cremosa:** Se preferisci una zuppa più cremosa, puoi frullare una parte del pollo cotto con un po' del brodo di cottura.

- **Accompagnamenti:** Servi la zuppa con crostini di pane integrale, parmigiano grattugiato o un filo d'olio extravergine d'oliva.

Pasta

Pasta integrale con pesto di basilico e pinoli

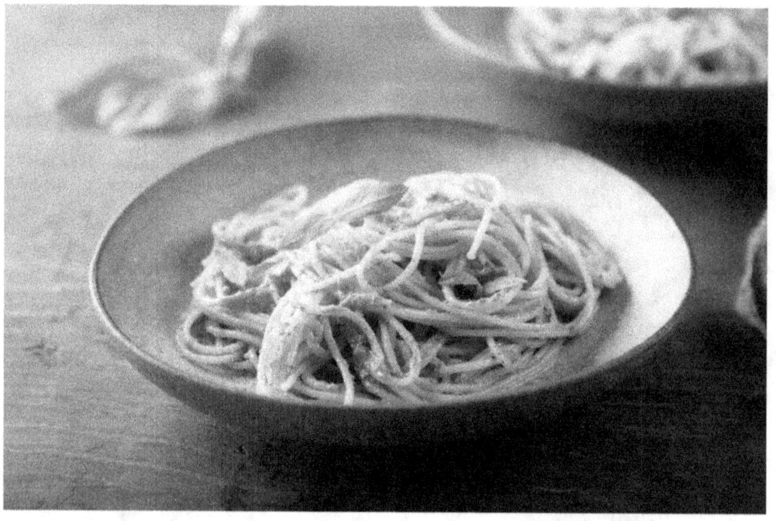

Ingredienti (per 2):

- 160g di pasta integrale (tipo fusilli, spaghetti o mezze maniche)

Per il pesto:

- 30g di basilico fresco

- 20g di pinoli

- 1 spicchio d'aglio

- 40ml di olio extravergine d'oliva

- 20g di parmigiano reggiano grattugiato (o l'alternativa vegana, per esempio il lievito alimentare in fiocchi)

- pepe nero q.b.

Preparazione:

1. **Pesto:**

   - Tosta i pinoli in una padellina a secco fino a quando diventano dorati.

   - Lava e asciuga bene le foglie di basilico.

   - In un mortaio o nel bicchiere di un frullatore, pesta o frulla i pinoli tostati, l'aglio, il basilico, il parmigiano (o l'alternativa) e una macinata di pepe.

   - Aggiungi gradualmente l'olio extravergine d'oliva, continuando a frullare fino a ottenere un pesto cremoso.

2. **Pasta:**

   - Cuoci la pasta integrale in abbondante acqua leggermente salata fino ad ottenere la cottura da te desiderata. Più la pasta é cotta più sarà elevato il suo potere saziante.

   - Scola la pasta, tenendo da parte un po' di acqua di cottura. Condisci la pasta con il pesto, aggiungendo un po' di acqua di cottura se necessario per rendere il condimento più cremoso.

Valori nutrizionali (circa, per porzione):

- Calorie: 500-600 kcal

- Proteine: 20-25g

- Carboidrati: 70-80g

- Fibre: 15-20g

- Grassi: 20-25g

Benefici per la pelle degli ingredienti principali:

- **Basilico:** Ricco di antiossidanti, aiuta a proteggere la pelle dai danni dei radicali liberi e ha proprietà anti-infiammatorie.

- **Pinoli:** Contengono acidi grassi essenziali che aiutano a mantenere la pelle idratata ed elastica.

- **Olio extravergine d'oliva:** Ricco di vitamina E, ha proprietà antiossidanti e protegge la pelle dai danni dei raggi UV.

- **Parmigiano Reggiano:** Fonte di proteine e calcio, importanti per la salute della pelle e dei capelli.

- **Aglio:** Ha proprietà antibatteriche e può aiutare a combattere l'acne.

Personalizza il tuo pesto:

- **Pomodorini secchi:** Ricchi di licopene, un potente antiossidante che aiuta a proteggere la pelle dai danni dei radicali liberi e a prevenire l'invecchiamento precoce. Inoltre, sono una buona fonte di vitamina C, essenziale per la produzione di collagene.

- **Mandorle:** Contengono vitamina E, un antiossidante che aiuta a mantenere la pelle idratata e a proteggerla dai danni dei raggi UV. Sono anche una buona fonte di magnesio, importante per la salute della pelle.

- **Noci:** Ricche di acidi grassi omega-3, che hanno proprietà antinfiammatorie e possono aiutare a ridurre il rossore e l'irritazione della pelle. Contengono anche vitamina E e zinco, entrambi importanti per la salute della pelle.

- **Rucola:** Ricca di vitamina C e antiossidanti, ha proprietà anti-infiammatorie e può aiutare a calmare la pelle irritata.

Spaghetti di Zucchine con Ragù di Lenticchie

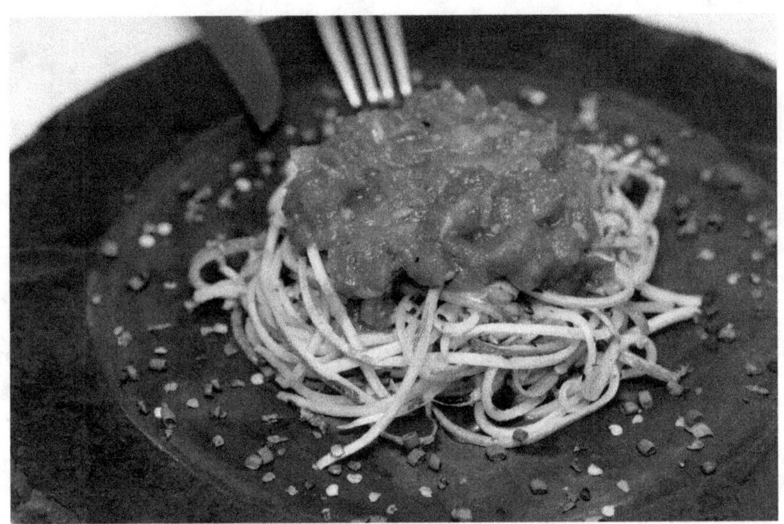

Ingredienti per 2 persone:

Per gli spaghetti di zucchine:

- 2 zucchine grandi

Per il ragù di lenticchie:

- 1 cipolla

- 1 carota

- 1 costa di sedano

- 2 spicchi d'aglio

- 1 cucchiaio d'olio extravergine d'oliva

- 100g di lenticchie rosse decorticate

- 400ml di passata di pomodoro

- Brodo vegetale a basso contenuto di sodio q.b.

- 1 rametto di rosmarino fresco

- pepe q.b.

Preparazione:

1. **Ragù di lenticchie:**

   - Trita finemente la cipolla, la carota e il sedano.

   - In una pentola, soffriggi il trito in olio extravergine d'oliva.

   - Aggiungi le lenticchie, la passata di pomodoro, il rosmarino e copri con il brodo vegetale caldo fino a coprire le lenticchie di circa un dito.

   - Cuoci a fuoco medio-basso per circa 30-40 minuti, o fino a quando le lenticchie saranno tenere.

   - Aggiusta con il pepe, se ti piace.

2. **Spaghetti di zucchine:**

   - Lava e asciuga le zucchine.

   - Utilizza uno spiralizzatore per creare gli spaghetti. In alternativa, puoi tagliare le zucchine a julienne molto sottile.

   - Cuoci gli spaghetti di zucchine in una padella antiaderente con un filo d'olio per pochi minuti, fino a quando saranno teneri ma ancora al dente.

3. **Composizione del piatto:**

   - Una volta pronto il ragù, togli il rametto di rosmarino.

- Versa gli spaghetti di zucchine nel ragù e amalgama bene il tutto.

- Servi subito, decorando con qualche fogliolina di basilico fresco se disponibile.

Valori nutrizionali (circa, per porzione):

- Calorie: 450-500 kcal

- Proteine: 25-30g (principalmente dalle lenticchie)

- Carboidrati: 50-60g (principalmente dalle zucchine e dalle lenticchie)

- Fibre: 20-25g (grazie alle lenticchie e alle zucchine)

- Grassi: 15-20g (principalmente dall'olio extravergine d'oliva)

Benefici per la pelle degli ingredienti principali:

- **Zucchine:** Ricche di acqua e vitamina C, aiutano a idratare la pelle e a stimolare la produzione di collagene.

- **Lenticchie:** Fonte di proteine vegetali, fibre e ferro, contribuiscono a mantenere la pelle sana e luminosa.

- **Pomodoro:** Ricco di licopene, un potente antiossidante che protegge la pelle dai danni dei radicali liberi e aiuta a prevenire l'invecchiamento precoce.

Suggerimenti:

- **Personalizzazioni:** Puoi arricchire il ragù con altre verdure, come melanzane, peperoni o zucchine. Puoi anche aggiungere spezie come paprika affumicata o peperoncino per un tocco piccante.

- **Vegan:** Questa ricetta è naturalmente vegana.

- **Alternativi:** Gli spaghetti di zucchine sono un'ottima alternativa alla pasta di grano per chi vuole perdere qualche chilo senza rinunciare al gusto e alla quantità. Sono anche naturalmente privi di glutine, quindi ideali per gli intolleranti o per chi vuole ridurre il consumo di glutine nella propria alimentazione. Si possono ottenere ottimi spaghetti con caratteristiche molto simili dalle carote, sempre usando uno spiralizzatore o una julienne molto sottile (lo spiralizzatore dà un risultato migliore grazie al giusto spessore degli spaghetti che crea. Se non ne hai uno, fai una prima prova con la julienne per capire se la ricetta ti piace. Poi puoi acquistarne facilmente uno per pochi euro su Amazon).

- **Accompagnamenti:** Puoi servire questo piatto con una spolverata di lievito alimentare in scaglie per avere un effetto simile al parmigiano su un ragù di carne.

Pasta Integrale con Salmone Affumicato e Verdure

Ingredienti per 2 persone:

- 160g di pasta integrale (o quinoa, o avena)

- 150g di salmone affumicato

- 1 zucchina

- 1 carota

- 1/2 peperone rosso

- 1 spicchio d'aglio

- Olio extravergine d'oliva

- Succo di mezzo limone

- Erba cipollina fresca

- Pepe nero macinato fresco

Preparazione:

1. Cuoci la pasta: Cuoci la pasta in abbondante acqua leggermente salata secondo le istruzioni sulla confezione o secondo il tuo gusto.

2. Prepara le verdure: Nel frattempo, lava e taglia le verdure a julienne.

3. Soffriggi le verdure: In una padella antiaderente, scalda un filo d'olio e soffriggi l'aglio tritato fino a doratura. Aggiungi le verdure e cuoci per circa 5-7 minuti, o fino a quando saranno tenere ma ancora croccanti.

4. Unisci gli ingredienti: Scola la pasta e versala nella padella con le verdure, a fuoco spento. Sbriciola il salmone affumicato e aggiungilo al composto. Condisci con il succo di limone, l'erba cipollina tritata, e il pepe.

Valori nutrizionali stimati per porzione (circa):

- Calorie: 450-500 kcal

- Proteine: 30-35g (dal salmone e dalla pasta integrale)

- Carboidrati: 50-60g (principalmente dalla pasta)

- Grassi: 15-20g (principalmente dall'olio extravergine d'oliva e dal salmone)

- Fibre: 10-15g (dalla pasta integrale e dalle verdure)

Benefici per la pelle degli ingredienti principali:

- **Salmone:** Ricco di omega-3, fondamentali per mantenere la pelle idratata ed elastica. Contiene anche vitamina D, che supporta la salute delle cellule della pelle.

- **Verdure:** Ricche di vitamine (A, C, E) e antiossidanti, proteggono la pelle dai danni dei radicali liberi e favoriscono la produzione di collagene.

- **Olio extravergine d'oliva:** Contiene vitamina E, un potente antiossidante che aiuta a prevenire l'invecchiamento precoce della pelle.

- **Limone:** Ricco di vitamina C, essenziale per la produzione di collagene e per proteggere la pelle dai danni dei radicali liberi.

Suggerimenti per un'azione anti-rughe potenziata:

- **Scegli una pasta integrale ricca di fibre:** Le fibre aiutano a mantenere stabile il livello di zucchero nel sangue, prevenendo i picchi glicemici che possono accelerare l'invecchiamento della pelle.

- **Aggiungi semi:** I semi di lino, di chia o di zucca sono ricchi di omega-3 e possono essere aggiunti alla pasta per un'azione anti-infiammatoria e idratante sulla pelle.

- **Utilizza spezie:** Curcuma, zenzero e paprika sono ricche di antiossidanti e possono essere aggiunte al piatto per un tocco di sapore e per potenziare l'azione anti-invecchiamento.

- **Accompagna con un contorno di verdure:** Aumentare il consumo di verdure è fondamentale per fornire all'organismo tutti i nutrienti necessari per una pelle sana e luminosa.

Secondi piatti:

Pesce

Filetti di Sgombro in Crosta di Sesamo

Ingredienti per 2 persone:

- 4 filetti di sgombro

- 2 cucchiai di semi di sesamo

- 1 uovo

- 1 cucchiaio di salsa di soia a basso contenuto di sodio

- 1 cucchiaio di zenzero fresco grattugiato

- 1 spicchio d'aglio tritato

- Olio extravergine d'oliva

- Pepe nero macinato fresco

Preparazione:

1. Prepara la pastella: In una ciotola, sbatti l'uovo con la salsa di soia, lo zenzero grattugiato e l'aglio tritato.

2. Impana i filetti: Passa i filetti di sgombro nella pastella, poi nei semi di sesamo, premendo leggermente per farli aderire.

3. Cuoci in padella: In una padella antiaderente, scalda un filo d'olio e cuoci i filetti per 2-3 minuti per lato, o fino a doratura.

4. Servi: Servi i filetti di sgombro caldi, accompagnati da verdure al vapore o un'insalata fresca.

Valori nutrizionali per porzione (circa):

- Calorie: 300-350 kcal

- Proteine: 30-35g (principalmente dallo sgombro)

- Carboidrati: 5-10g (dai semi di sesamo)

- Grassi: 15-20g (principalmente dagli omega-3 dello sgombro e dall'olio)

- Fibre: 2-3g (dai semi di sesamo)

Benefici per la pelle degli ingredienti principali:

- **Sgombro:** Ricco di omega-3, fondamentali per mantenere la pelle idratata ed elastica. Contribuisce a ridurre l'infiammazione e a proteggere la pelle dai danni dei radicali liberi.

- **Semi di sesamo:** Fonte di vitamina E, un potente antiossidante che aiuta a prevenire l'invecchiamento precoce della pelle. Contengono anche zinco, essenziale per la produzione di collagene.

- **Zenzero:** Ha proprietà anti-infiammatorie e può aiutare a ridurre il rossore e l'irritazione della pelle.

Suggerimenti per un'azione anti-rughe potenziata:

- **Accompagna con verdure ricche di vitamina C:** Come pomodori, peperoni o broccoli, che aiutano a stimolare la produzione di collagene.

- **Utilizza spezie antiossidanti:** Come curcuma o paprika, per potenziare l'azione anti-invecchiamento del piatto.

- **Servi con un contorno di avocado:** L'avocado è ricco di acidi grassi monoinsaturi e vitamina E, che contribuiscono a mantenere la pelle idratata e luminosa.

Legumi

Polpette di Ceci
Ingredienti per 4 persone:

- 400g di ceci già lessati

- 1 cipolla

- 1 carota

- 1 costa di sedano

- 2 spicchi d'aglio

- 1 uovo

- Pangrattato integrale q.b.

- Prezzemolo fresco tritato

- Olio extravergine d'oliva

- Pepe nero macinato fresco

Preparazione:

1. Prepara il trito: Trita finemente la cipolla, la carota, il sedano e l'aglio.

2. Cuoci il trito: In una padella, soffriggi il trito in olio extravergine d'oliva fino a quando sarà appassito.

3. Unisci gli ingredienti: In una ciotola, schiaccia i ceci con una forchetta, unisci il trito di verdure, l'uovo, il prezzemolo tritato, il pangrattato, e il pepe. Amalgama bene tutti gli ingredienti fino ad ottenere un composto omogeneo.

4. Forma le polpette: Con le mani inumidite, forma delle polpette.

5. Cuoci le polpette: Cuoci le polpette in forno a 180°C per circa 20 minuti.

Valori nutrizionali per porzione (circa):

- Calorie: 300-350 kcal

- Proteine: 20-25g (principalmente dai ceci)

- Carboidrati: 30-35g (principalmente dai ceci e dal pangrattato)

- Grassi: 10-15g (principalmente dall'olio extravergine d'oliva)

- Fibre: 10-15g (dai ceci e dal pangrattato integrale)

Benefici per la pelle degli ingredienti principali:

- **Ceci:** Ricchi di proteine vegetali, fibre e minerali come ferro e zinco, essenziali per la salute della pelle.

- **Verdure:** Fonte di vitamine e antiossidanti, proteggono la pelle dai danni dei radicali liberi e favoriscono la produzione di collagene.

Suggerimenti per un'azione anti-rughe potenziata:

- **Utilizza pangrattato integrale:** Per un apporto maggiore di fibre e nutrienti.

- **Aggiungi spezie anti-infiammatorie:** Come curcuma o zenzero, per potenziare l'azione anti-invecchiamento.

- **Servi con verdure di stagione.**

Varianti:

- **Polpette aromatizzate:** Aggiungi al composto delle erbe aromatiche come rosmarino, origano o timo per un tocco di sapore in più.

- **Polpette speziate:** Per un gusto più deciso, aggiungi un pizzico di peperoncino o di paprika affumicata.

Falafel

Ingredienti per 4 persone:

- 400g di ceci secchi (ammollati in acqua per almeno 12 ore)

- 1 cipolla

- 2 spicchi d'aglio

- 1 mazzetto di prezzemolo fresco

- 1 cucchiaino di cumino in polvere

- 1/2 cucchiaino di coriandolo in polvere

- 1/4 di cucchiaino di bicarbonato di sodio

- Pepe nero macinato fresco

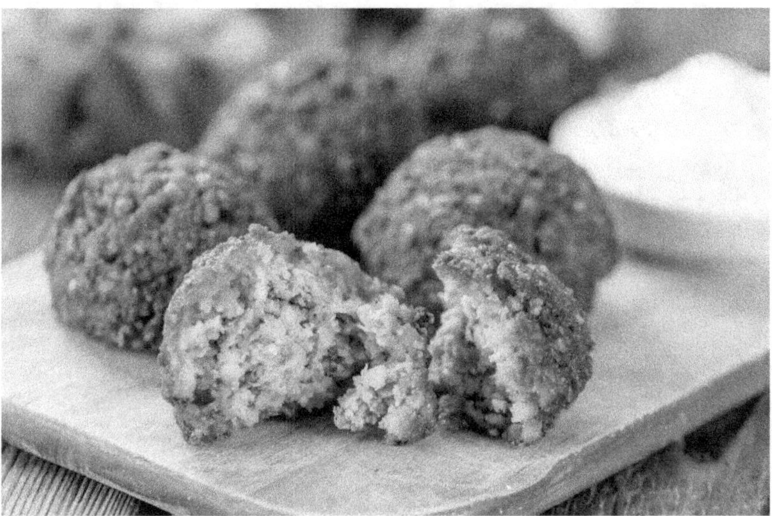

Preparazione:

1. Scola i ceci: Dopo averli ammollati, sciacqua bene i ceci e scolali.

2. Frulla gli ingredienti: In un mixer, frulla i ceci insieme alla cipolla, all'aglio, al prezzemolo, al cumino, al coriandolo, al bicarbonato e al pepe fino ad ottenere un composto omogeneo.

3. Forma i falafel: Con le mani leggermente inumidite, forma delle polpette di circa 3-4 cm di diametro.

4. Cuoci i falafel in forno: Disponi i falafel su una teglia rivestita con carta forno, spennellali leggermente con olio d'oliva e cuocili in forno

preriscaldato a 200°C per circa 20-25 minuti, o fino a doratura, rigirandoli a metà cottura.

5. Servi: Servili caldi, accompagnati da hummus, tahini o una salsa allo yogurt.

Suggerimenti:

- **Per una crosta più croccante:** Prima di infornare, puoi spolverare i falafel con un po' di sesamo o di pangrattato integrale

Valori nutrizionali per porzione (circa):

- Calorie: 350-400 kcal

- Proteine: 20-25g (principalmente dai ceci)

- Carboidrati: 35-40g (principalmente dai ceci)

- Grassi: 15-20g (principalmente dall'olio)

- Fibre: 10-15g (dai ceci)

Benefici per la pelle degli ingredienti principali:

- **Ceci:** Ricchi di proteine vegetali, fibre e micronutrienti come ferro e zinco, essenziali per la salute della pelle.

- **Spezie:** Cumino e coriandolo hanno proprietà antiossidanti e antinfiammatorie, che possono contribuire a mantenere la pelle sana e luminosa.

Suggerimenti per un'azione anti-rughe potenziata:

- **Servi con verdure crude:** Come carote, cetrioli o pomodori, per aumentare l'apporto di vitamine e antiossidanti.

- **Aggiungi semi:** Semi di sesamo, di lino o di chia, per un'ulteriore dose di omega-3 e fibre.

- **Prepara una salsa allo yogurt con erbe aromatiche:** Lo yogurt è ricco di probiotici, benefici per la salute dell'intestino e della pelle.

Varianti:

- **Falafel di lenticchie:** Sostituisci parte dei ceci con le lenticchie per una variante più ricca di ferro.

- **Falafel speziati:** Aggiungi altre spezie come paprika affumicata o peperoncino per un gusto più intenso.

Hummus

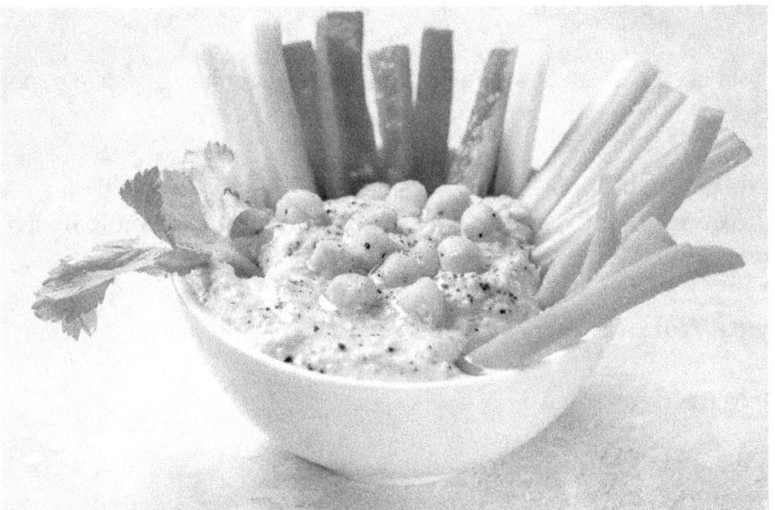

Ingredienti per 4 persone:

- 400g di ceci precotti

- 4-5 cucchiai di tahini

- Succo di 1 limone

- 2 spicchi d'aglio

- 1/2 cucchiaino di cumino in polvere

- Pepe nero macinato fresco

- Olio extravergine d'oliva

- Paprica dolce o affumicata per guarnire

- Prezzemolo fresco tritato per guarnire

Preparazione:

1. Frulla i ceci: In un mixer, inserisci i ceci precotti, la tahini, il succo di limone, l'aglio, il cumino e il pepe.

2. Amalgama gli ingredienti: Frulla a velocità media fino a ottenere un composto cremoso e omogeneo.Se l'hummus risulta troppo denso, aggiungi un po' d'acqua.

3. Regola la consistenza: Assaggia l'hummus e aggiusta di sale e pepe se necessario.

4. Servi: Versa l'hummus in una ciotola, condisci con un filo d'olio extravergine d'oliva, una spolverata di paprika e prezzemolo fresco tritato.

Valori nutrizionali per porzione (circa):

- Calorie: 250-300 kcal

- Proteine: 15-20g (principalmente dai ceci)

- Carboidrati: 30-35g (principalmente dai ceci)

- Grassi: 15-20g (principalmente dalla tahina e dall'olio)

- Fibre: 10-15g (dai ceci)

Benefici per la pelle degli ingredienti principali:

- **Ceci:** Ricchi di proteine, fibre e micronutrienti essenziali per la salute della pelle.

- **Tahina:** Ricco di sesamo, una fonte di vitamina E e zinco, fondamentali per la produzione di collagene.

- **Limone:** Ricco di vitamina C, un potente antiossidante che aiuta a proteggere la pelle dai danni dei radicali liberi.

Suggerimenti per un'azione anti-rughe potenziata:

- **Aggiungi avocado:** Per un hummus più cremoso e ricco di grassi buoni.

- **Utilizza spezie diverse:** Come paprika affumicata, curcuma o zenzero, per un tocco di sapore in più e per potenziare l'azione antiossidante.

- **Servi con verdure crude:** Carote, cetrioli o sedano sono perfetti per accompagnare l'hummus e dare un boost alla tua pelle.

Varianti:

- **Hummus rosso:** Aggiungi un peperone rosso arrostito per un tocco di colore e un sapore più intenso.

- **Hummus al curry:** Aggiungi un cucchiaino di curry in polvere per un gusto più speziato.

- **Hummus al rosmarino:** Aggiungi un rametto di rosmarino fresco per un aroma più intenso.

Tahina

(So che non é un legume, ma essendo un ingrediente dell'humus ho pensato fosse utile condividere qui la ricetta per farla senza doverla acquistare)

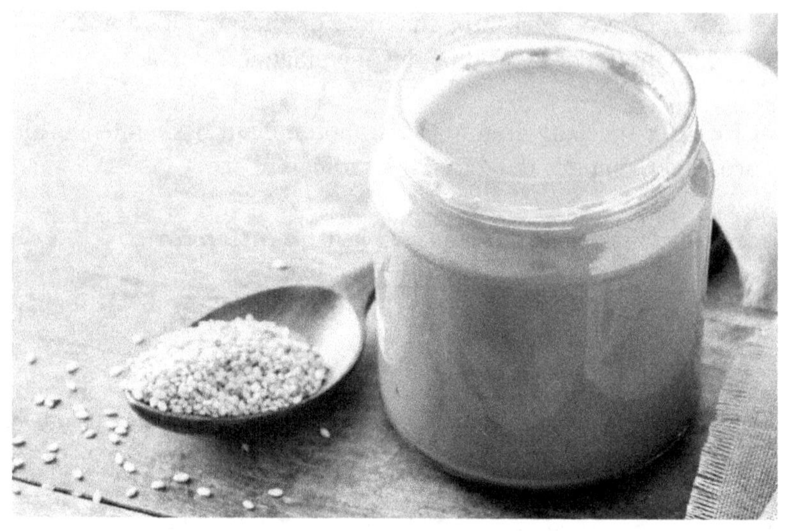

Ingredienti:

- 100g di semi di sesamo (bianchi o neri)

- 2 cucchiai di olio di sesamo (o di girasole)

Preparazione:

1. Tostatura: In una padella antiaderente, tosta i semi di sesamo a fuoco basso, mescolando continuamente, fino a quando non saranno dorati e sprigioneranno un aroma intenso (circa 5 minuti).

2. Frullare: Trasferisci i semi tostati in un mixer potente. Aggiungi l'olio di sesamo. Frulla a massima velocità fino ad ottenere una crema liscia e omogenea. Se la tahina risulta troppo densa, aggiungi un goccio d'acqua e frulla di nuovo.

Valori nutrizionali approssimativi per 1 cucchiaio:

- Calorie: 100-120 kcal

- Grassi: 10-12g (principalmente monoinsaturi)

- Proteine: 2-3g

- Carboidrati: 3-4g

- Fibre: 1-2g

Benefici per la pelle degli ingredienti principali:

- **Semi di sesamo:** Ricchi di vitamina E, un potente antiossidante che protegge le cellule dai danni dei radicali liberi e aiuta a mantenere la pelle elastica. Contengono anche zinco, essenziale per la produzione di collagene e la riparazione dei tessuti.

- **Olio di sesamo:** Ricco di acidi grassi essenziali omega-6, che aiutano a mantenere la pelle idratata e a ridurre l'infiammazione.

Perché la tahina fa bene alla pelle?

- **Stimola la produzione di collagene:** Lo zinco contenuto nei semi di sesamo è fondamentale per la sintesi del collagene, la proteina che conferisce alla pelle elasticità e compattezza.

- **Protegge dai radicali liberi:** La vitamina E e gli antiossidanti presenti nella tahina aiutano a contrastare l'azione dei radicali liberi, rallentando l'invecchiamento cutaneo.

- **Idrata la pelle:** Gli acidi grassi essenziali contenuti nell'olio di sesamo aiutano a mantenere la pelle idratata e a prevenire la secchezza.

Suggerimenti e modifiche:

- **Aggiungi un tocco di dolcezza:** Per un sapore più delicato, puoi aggiungere un cucchiaino di miele, di sciroppo d'acero o di zucchero di datteri.

- **Aumenta l'apporto di antiossidanti:** Aggiungi una punta di curcuma o di zenzero in polvere durante la preparazione.

- **Utilizza la tahina in cucina:** Oltre all'hummus, la tahina può essere utilizzata per condire insalate, preparare salse per verdure grigliate o come ingrediente per marinature.

Tofu Affumicato alla Griglia con Verdure e Salsa alla Tahina

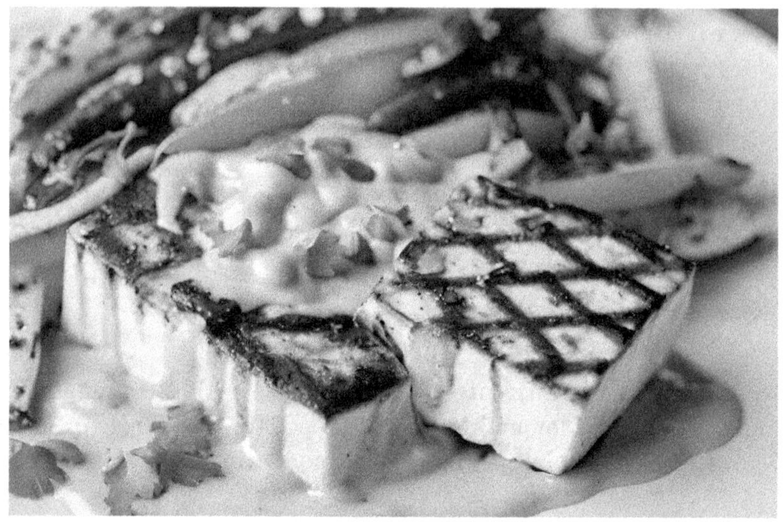

Ingredienti per 2 persone:

Per il tofu:

- 300g di tofu extra fermo

- 2 cucchiai di salsa di soia a basso contenuto di sodio

- 1 cucchiaio di olio d'oliva

- 1 spicchio d'aglio tritato

- 1 cucchiaino di paprika affumicata

- Pepe nero macinato

Per le verdure:

- 1 zucchina

- 1 peperone rosso

- 1 cipolla rossa

Per la salsa alla tahina:

- 4 cucchiai di tahina

- Succo di mezzo limone

- 2 cucchiai di acqua fredda

- 1 spicchio d'aglio tritato

- Pepe nero macinato

Preparazione:

1. Marinatura del tofu: Taglia il tofu a cubetti e mettilo in una ciotola. Aggiungi la salsa di soia, l'olio d'oliva, l'aglio tritato, la paprika affumicata e il pepe nero. Mescola bene e lascia marinare per almeno 30 minuti (o anche tutta la notte in frigorifero).

2. Grigliatura: Scalda una griglia o una piastra. Griglia il tofu marinato fino a quando sarà dorato e leggermente croccante su tutti i lati.

3. Verdure: Nel frattempo, taglia le verdure a pezzi di dimensioni simili. Grigliale sulla stessa piastra fino a quando saranno tenere e leggermente abbrustolite.

4. Salsa alla tahina: In una ciotola, mescola la tahina, il succo di limone, l'acqua, l'aglio e il pepe. Aggiungi un po' d'acqua alla volta se la salsa è troppo densa.

5. Servizio: Disponi il tofu grigliato e le verdure in un piatto. Condisci con abbondante salsa alla tahina.

Valori nutrizionali per porzione (circa):

- Calorie: 400-500 kcal

- Proteine: 25-30g (principalmente dal tofu)

- Carboidrati: 30-40g (principalmente dalle verdure)

- Grassi: 20-25g (principalmente dalla tahina e dall'olio d'oliva)

- Fibre: 10-15g (principalmente dalle verdure e dal tofu)

Consigli:

- **Verdure:** Puoi variare le verdure in base alla stagione e ai tuoi gusti. Ad esempio, puoi aggiungere melanzane, pomodori, o funghi.

- **Spezie:** Personalizza la salsa alla tahina aggiungendo altre spezie come cumino, coriandolo o zenzero.

- **Accompagnamenti:** Servi il piatto con del riso basmati integrale o quinoa per un pasto completo.

Perché questa ricetta è perfetta per la tua pelle:

- **Tofu:** Ricco di proteine vegetali, essenziali per la riparazione dei tessuti e la produzione di collagene.

- **Verdure:** Forniscono vitamine, minerali e antiossidanti, che combattono i radicali liberi e proteggono la pelle.

- **Tahina:** Contiene zinco, fondamentale per la produzione di collagene, e grassi sani che idratano la pelle.

Uova

Omelette di Verdure

Ingredienti per 1 porzione:

- 2 uova medie

- 1/2 zucchina media, grattugiata

- 1/4 di cipolla rossa, tritata finemente

- 30g di spinaci freschi, lavati e tagliati a listarelle

- 1 cucchiaio di feta sbriciolata

- 1 cucchiaino di semi di chia

- 1 pizzico di curcuma

- Olio extravergine d'oliva q.b.

- Pepe nero macinato q.b.

Preparazione:

1. **Scalda la padella:** In una padella antiaderente, scalda un filo d'olio extravergine d'oliva.

2. **Soffriggi le verdure:** Aggiungi la cipolla e la zucchina grattugiata, cuocendo a fuoco medio fino a quando saranno appassite.

3. **Unisci gli spinaci:** Aggiungi gli spinaci e cuoci per un minuto, fino a che saranno leggermente appassiti.

4. **Prepara le uova:** Nel frattempo, in una ciotola sbatti le uova con un pizzico di pepe e curcuma.

5. **Unisci tutto:** Versa il composto di uova nella padella con le verdure, distribuendolo uniformemente.

6. **Cuoci:** Cuoci a fuoco medio-basso, coprendo la padella con un coperchio, fino a quando l'omelette sarà cotta e dorata in superficie.

7. **Servi:** Prima di servire, cospargi con la feta sbriciolata e i semi di chia.

Valori nutrizionali per porzione (circa):

- Calorie: 250-300 kcal

- Proteine: 18-20g

- Carboidrati: 10-12g

- Grassi: 15-18g

- Fibre: 4-5g

Benefici per la pelle degli ingredienti principali:

- **Uova:** Ricche di proteine, vitamina D e colina, essenziali per la riparazione cellulare e la produzione di collagene.

- **Zucchine:** Ottima fonte di vitamina C, antiossidante che protegge la pelle dai danni dei radicali liberi.

- **Spinaci:** Ricchi di vitamina A, fondamentale per la salute della pelle, e di luteina, che protegge dagli effetti dannosi della luce blu.

- **Feta:** Fonte di proteine e calcio, che contribuiscono alla forza e all'elasticità della pelle.

- **Semi di chia:** Ricchi di omega-3, che aiutano a mantenere la pelle idratata e a ridurre l'infiammazione.

- **Curcuma:** Possiede proprietà anti-infiammatorie e antiossidanti, che possono aiutare a ridurre le rughe e migliorare la luminosità della pelle.

Suggerimenti per una pelle ancora più bella:

- **Varia le verdure:** Sperimenta con diverse verdure di stagione, come i peperoni, i funghi o le carote, per aumentare l'apporto di vitamine e minerali.

- **Aggiungi avocado:** L'avocado è ricco di grassi sani, che aiutano a mantenere la pelle idratata ed elastica.

- **Usa spezie antiossidanti:** Oltre alla curcuma, puoi aggiungere altre spezie come lo zenzero o il pepe nero, che hanno proprietà antiossidanti.

Frittata al forno con patate dolci e cipolle

Ingredienti per 2 persone:

- 4 uova medie

- 2 patate dolci medie

- 1 cipolla rossa

- 50g di formaggio grattugiato (tipo parmigiano)

- 1 cucchiaio di prezzemolo fresco tritato

- 1 spicchio d'aglio

- Olio extravergine d'oliva

- Pepe nero macinato q.b.

- Opzionale: un pizzico di paprika affumicata per un tocco speziato

Preparazione:

1. Preriscalda il forno: Accendi il forno a 180°C.

2. Prepara le verdure: Lava e sbuccia le patate dolci, tagliandole a cubetti. Affetta finemente la cipolla. In una padella antiaderente, scalda un filo d'olio e soffriggi la cipolla con l'aglio tritato fino a quando diventa trasparente. Aggiungi le patate dolci e cuoci per circa 10-15 minuti, o fino a quando saranno tenere.

3. Prepara le uova: In una ciotola, sbatti le uova con una forchetta, aggiungendo il formaggio grattugiato, il prezzemolo tritato, pepe e, se desideri, la paprika affumicata.

4. Assembla la frittata: Versa le verdure saltate nel composto di uova, mescolando bene.

5. Cuoci in forno: Trasferisci il tutto in una pirofila antiaderente e cuoci in forno per circa 20-25 minuti, o fino a quando la frittata sarà dorata e gonfia.

Valori nutrizionali per porzione (circa):

- Calorie: 300-350 kcal

- Proteine: 20-25g

- Carboidrati: 30-35g

- Grassi: 15-20g

- Fibre: 5-7g

Benefici per la pelle degli ingredienti:

- **Patate dolci:** Ricche di beta-carotene, precursore della vitamina A, essenziale per la salute della pelle.

- **Uova:** Fonte di proteine e vitamina D, importanti per la riparazione cellulare e la produzione di collagene.

- **Formaggio:** Contiene calcio, fondamentale per la salute delle ossa e della pelle.

- **Prezzemolo:** Ricco di vitamina C, un potente antiossidante che protegge la pelle dai danni dei radicali liberi.

Suggerimenti:

- **Personalizza la tua frittata:** Puoi aggiungere altre verdure come zucchine, peperoni o spinaci.

- **Sperimenta con le erbe aromatiche:** Prova a utilizzare rosmarino, timo o origano per aromatizzare la tua frittata.

- **Per una versione vegana:** Sostituisci le uova con un composto a base di aquafaba (l'acqua di cottura dei ceci) e amido di mais. E il parmigiano con del formaggio per vegani, tipo quello di anacardi.

Uova strapazzate con salmone affumicato

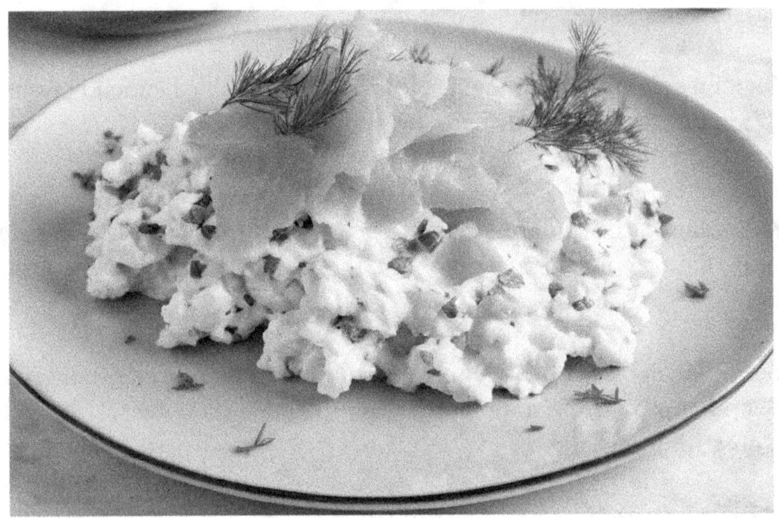

Ingredienti per 2 persone:

- 4 uova medie

- 100g di salmone affumicato a basso contenuto di sale aggiunto, tagliato a listarelle

- 1 cucchiaio di panna fresca a basso contenuto di grassi (opzionale, per rendere più cremoso)

- 1 cucchiaio di prezzemolo fresco tritato

- 1 spicchio d'aglio, tritato finemente (opzionale)

- Olio extravergine d'oliva

- Pepe nero macinato q.b.

Preparazione:

1. Sbatti le uova: In una ciotola, sbatti le uova con la panna, se la usi, e il pepe.

2. Scalda la padella: In una padella antiaderente, scalda un filo d'olio extravergine d'oliva. Se utilizzi l'aglio, soffriggilo leggermente prima di aggiungere il salmone.

3. Cuoci il salmone: Aggiungi il salmone alla padella e cuocilo per un paio di minuti, fino a quando sarà leggermente dorato.

4. Unisci le uova: Versa le uova sbattute nella padella con il salmone, mescolando continuamente con una forchetta. Se hai usato la panna otterrai una consistenza cremosa e morbida, altrimenti resteranno un pochino più asciutte.

5. Servi: Una volta cotte, spegni il fuoco e aggiungi il prezzemolo tritato. Servi le uova strapazzate calde, accompagnate da pane tostato integrale o crostini integrali.

Valori nutrizionali per porzione (circa):

- Calorie: 300-350 kcal

- Proteine: 20-25g

- Carboidrati: 2-3g

- Grassi: 15-20g

Benefici per la pelle degli ingredienti:

- **Uova:** Ricche di proteine e vitamina D, essenziali per la riparazione cellulare e la produzione di collagene.

- **Salmone:** Ottima fonte di omega-3, che aiutano a mantenere la pelle idratata e a ridurre l'infiammazione.

- **Panna:** Contiene grassi sani che contribuiscono a mantenere la pelle elastica.

Suggerimenti:

- **Verdure:** Aggiungi delle verdure saltate in padella, come spinaci o funghi, per rendere il piatto ancora più nutriente.

- **Erbe aromatiche:** Prova a utilizzare altre erbe aromatiche, come l'aneto o l'erba cipollina, per variare il sapore.

- **Spezie:** Puoi aggiungere un pizzico di paprika affumicata per un tocco speziato.

Contorni

Verdure al forno

Ingredienti (per 4 persone):

- 2 patate medie

- 2 zucchine

- 1 peperone rosso

- 1 carota

- 1 cipolla rossa

- 2 spicchi d'aglio

- Olio extravergine d'oliva

- Pepe nero macinato fresco

- Rosmarino fresco tritato

- Timo fresco tritato

Preparazione:

1. Preriscalda il forno: Accendi il forno a 200°C.

2. Prepara le verdure: Lava accuratamente le verdure e tagliale a cubetti di dimensioni simili.

3. Condisci: In una ciotola capiente, versa le verdure, aggiungi l'olio extravergine d'oliva, il pepe nero, il rosmarino e il timo. Mescola bene in modo che tutte le verdure siano ben condite.

4. Cuoci: Trasferisci le verdure in una teglia rivestita con carta forno. Cuoci in forno per circa 30-40 minuti,o fino a quando saranno dorate e tenere. Mescola a metà cottura per garantire una cottura uniforme.

Valori nutrizionali per porzione (circa):

- Calorie: 200-250 kcal

- Carboidrati: 30-40g

- Fibre: 8-10g

- Proteine: 4-6g

- Grassi: 10-12g

Benefici per la pelle degli ingredienti principali:

- **Patate:** Ricche di vitamina C, essenziale per la produzione di collagene e la protezione dai danni dei radicali liberi.

- **Zucchine:** Ottima fonte di vitamina C e antiossidanti, che aiutano a mantenere la pelle giovane e luminosa.

- **Peperoni:** Contengono vitamina C e beta-carotene, che contribuiscono alla salute della pelle e alla protezione dai raggi UV.

- **Carote:** Ricche di beta-carotene, che si converte in vitamina A all'interno del corpo, fondamentale per la salute della vista e della pelle.

- **Cipolla:** Contiene quercetina, un potente antiossidante che aiuta a ridurre l'infiammazione.

- **Aglio:** Ricco di allicina, con proprietà antibatteriche e antiossidanti, che possono aiutare a combattere l'acne e le infezioni della pelle.

- **Rosmarino e timo:** Erbe aromatiche ricche di antiossidanti, che proteggono le cellule della pelle dai danni.

Suggerimenti per una pelle ancora più bella:

- **Variare i colori:** Scegli verdure di colori diversi per un apporto maggiore di vitamine e antiossidanti.

- **Aggiungere semi:** Cospargi le verdure con semi di zucca, di lino o di chia per un boost di omega-3 e minerali.

- **Utilizzare oli salutari:** Oltre all'olio extravergine d'oliva, puoi utilizzare olio di avocado o di cocco per un tocco di sapore in più.

- **Accompagnare con proteine:** Combina le verdure al forno con una fonte di proteine, come quelle elencate nella sezione precedente sui secondi, per un pasto completo e bilanciato.

Patate dolci al forno

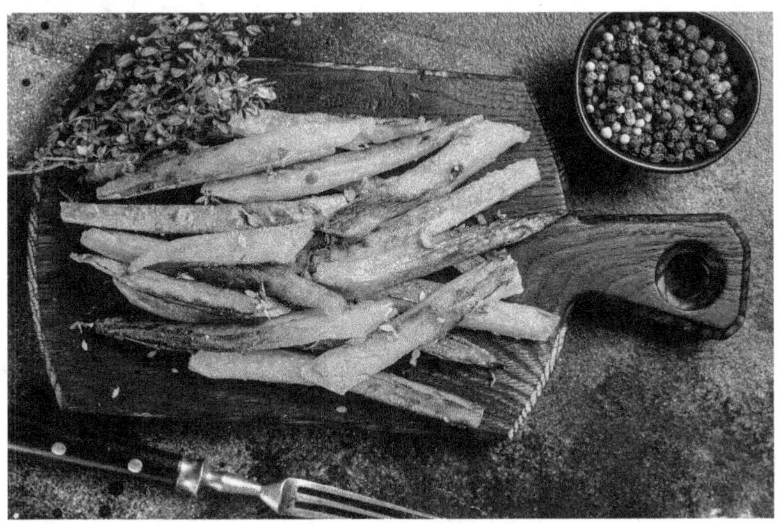

Ingredienti (per 4 persone):

- 4 patate dolci medie

- 2 cucchiai di olio extravergine d'oliva

- 1 spicchio d'aglio, tritato

- Pepe nero macinato fresco

- Rosmarino fresco tritato

- Paprika dolce (facoltativa)

Preparazione:

1. Preriscalda il forno: Accendi il forno a 200°C.

2. Prepara le patate: Lava accuratamente le patate dolci, asciugale e tagliale a spicchi o a cubetti.

3. Condisci: In una ciotola, condisci le patate con l'olio extravergine d'oliva, l'aglio tritato, il pepe nero e il rosmarino. Se ti piace un sapore più intenso, aggiungi anche un pizzico di paprika dolce, ci sta benissimo. Mescola bene in modo che tutte le patate siano ben condite.

4. Cuoci: Trasferisci le patate in una teglia rivestita con carta forno. Cuoci in forno per circa 30-40 minuti, o fino a quando saranno dorate e morbide all'interno. Mescola a metà cottura per garantire una cottura uniforme.

Valori nutrizionali per porzione (circa):

- Calorie: 200-250 kcal

- Carboidrati: 30-40g

- Fibre: 8-10g

- Proteine: 4-6g

- Grassi: 10-12g

Benefici per la pelle degli ingredienti principali:

- **Beta-carotene:** Il beta-carotene, presente in abbondanza nelle patate dolci, si trasforma in vitamina A all'interno del corpo, essenziale per la salute della pelle, la vista e il sistema immunitario.

- **Vitamina C:** La vitamina C, presente nelle patate dolci, è fondamentale per la produzione di collagene, la proteina che dona elasticità alla pelle.

- **Antiossidanti:** Gli antiossidanti presenti nelle patate dolci combattono i radicali liberi, rallentando l'invecchiamento cutaneo e proteggendo la pelle dai danni dei raggi UV.

- **Fibre:** Le fibre favoriscono la regolarità intestinale, contribuendo a una pelle sana e luminosa.

Suggerimenti per una pelle ancora più bella:

- **Aggiungere semi:** Cospargi le patate dolci con semi di zucca, di lino o di chia per un boost di omega-3 e minerali.

- **Utilizzare oli salutari:** Oltre all'olio extravergine d'oliva, puoi utilizzare olio di avocado o di cocco per un tocco di sapore in più.

- **Accompagnare con proteine:** Combina le patate dolci al forno con una fonte di proteine, come quelle descritte nella sezione dei secondi, per un pasto completo e bilanciato.

Carote arrostite con erbe aromatiche

Ingredienti (per 4 persone):

- 800g di carote

- 2 cucchiai di olio extravergine d'oliva

- 1 spicchio d'aglio, tritato finemente

- 1 rametto di rosmarino fresco, tritato

- 1 rametto di timo fresco, tritato

- Pepe nero macinato fresco

Preparazione:

1. Preriscalda il forno: Accendi il forno a 200°C.

2. Prepara le carote: Lava accuratamente le carote, pelale e tagliale a rondelle o bastoncini.

3. Condisci: In una ciotola, condisci le carote con l'olio extravergine d'oliva, l'aglio tritato, il rosmarino, il timo e il pepe. Mescola bene in modo che tutte le carote siano ben condite.

4. Cuoci: Trasferisci le carote in una teglia rivestita con carta forno. Cuoci in forno per circa 25-30 minuti, o fino a quando saranno tenere e leggermente dorate. Mescola a metà cottura.

Valori nutrizionali per porzione (circa):

- Calorie: 150-200 kcal

- Carboidrati: 25-35g

- Fibre: 6-8g

- Proteine: 2-3g

- Grassi: 8-10g

Benefici per la pelle degli ingredienti principali:

- **Carote:** Ricche di beta-carotene, precursore della vitamina A, essenziale per la salute della pelle, la vista e il sistema immunitario.

- **Vitamina C:** La vitamina C, presente nelle carote, stimola la produzione di collagene, la proteina che dona elasticità alla pelle.

- **Antiossidanti:** Gli antiossidanti presenti nelle carote combattono i radicali liberi, rallentando l'invecchiamento cutaneo e proteggendo la pelle dai danni dei raggi UV.

- **Rosmarino e timo:** Queste erbe aromatiche sono ricche di antiossidanti, che proteggono le cellule della pelle dai danni.

Suggerimenti per una pelle ancora più bella:

- **Variare i colori:** Scegli carote di colori diversi per un apporto maggiore di nutrienti.

- **Aggiungere semi:** Cospargi le carote con semi di zucca o di lino per un boost di omega-3 e minerali.

- **Utilizzare oli salutari:** Oltre all'olio extravergine d'oliva, puoi utilizzare olio di avocado o di cocco.

- **Accompagnare con proteine:** Combina le carote arrostite con una fonte di proteine, come del pollo alla griglia o del tofu marinato.

Hummus di carote

Ingredienti per 6 porzioni:

- 500g di carote

- 1/2 tazza di ceci cotti

- 2 cucchiai di tahini

- Succo di 1 limone

- 2 spicchi d'aglio

- 3 cucchiai di olio extravergine d'oliva

- Pepe nero macinato fresco

- Cumino in polvere (facoltativo)

- Coriandolo fresco tritato (per decorare)

Preparazione:

1. Cuoci le carote: Lava le carote, pelale e tagliale a pezzi. Cuocile in acqua bollente fino a quando saranno tenere.

2. Frulla tutto: In un mixer, unisci le carote cotte, i ceci, il tahini, il succo di limone, l'aglio, l'olio, il pepe e il cumino (se lo usi). Frulla fino ad ottenere una crema liscia e omogenea.

3. Servi: Trasferisci l'hummus in una ciotola e decora con coriandolo fresco tritato. Servi con crudités di verdure o pane integrale.

Valori nutrizionali per porzione (circa):

- Calorie: 250-300 kcal

- Proteine: 10-12g

- Carboidrati: 30-35g

- Fibre: 8-10g

- Grassi: 15-18g

Benefici per la pelle:

- **Beta-carotene:** Come abbiamo visto, il beta-carotene presente nelle carote è essenziale per la salute della pelle.

- **Proteine:** Le proteine dei ceci contribuiscono alla rigenerazione cellulare e alla produzione di collagene.

- **Acidi grassi essenziali:** Il tahini, a base di semi di sesamo, è ricco di acidi grassi essenziali che nutrono la pelle in profondità.

Suggerimenti:

- **Varietà:** Puoi aggiungere altre verdure come la zucca o le lenticchie per variare i sapori e i nutrienti.

- **Spezie:** Sperimenta con altre spezie come il paprica dolce o il cumino per un tocco più esotico.

- **Accompagnamenti:** L'hummus di carote è perfetto con verdure crude, pane integrale, crackers o pita.

Snack, dessert e spuntini

Smoothies

Smoothie Verde Detox e Anti-Age

Ingredienti (per 1 persona):

- 1/2 avocado maturo

- 1 mazzo di spinaci freschi (circa 30g)

- 1 banana congelata

- 1/2 tazza di latte di mandorla non zuccherato

- 1 cucchiaio di semi di chia

- 1 cucchiaino di polvere di proteine vegetali (opzionale)

- 1 cucchiaino di miele o sciroppo d'agave (a piacere)

Preparazione:

1. Lava e prepara gli ingredienti: Lava bene gli spinaci e rimuovi eventuali steli. Scongela la banana se necessario.

2. Frulla tutto: Metti tutti gli ingredienti in un frullatore e frulla fino a ottenere una consistenza cremosa e omogenea.

3. Servi: Versa il tuo smoothie in un bicchiere e gustalo subito.

Valori nutrizionali per porzione (circa):

- Calorie: 300-350 kcal

- Grassi: 15-20g (principalmente grassi sani)

- Carboidrati: 30-35g

- Fibre: 10-12g

- Proteine: 10-15g

Benefici per la pelle:

- **Avocado:** Ricco di vitamine (A, E, K) e acidi grassi essenziali, idrata e nutre la pelle in profondità, proteggendola dai radicali liberi.

- **Spinaci:** Ottima fonte di vitamina C, antiossidante che stimola la produzione di collagene e protegge dalle aggressioni esterne.

- **Banana:** Contiene vitamina C e potassio, che aiutano a mantenere la pelle idratata e luminosa.

- **Semi di chia:** Ricchi di omega-3, combattono l'infiammazione e migliorano l'elasticità della pelle.

- **Proteine vegetali:** Contribuiscono alla rigenerazione cellulare e alla produzione di collagene.

Suggerimenti e modifiche:

- **Superfood:** Aggiungi altri superfood come la polvere di matcha, la spirulina o il polline d'api per un boost di nutrienti.

- **Frutta:** Sperimenta con altri frutti di stagione come le fragole, i mirtilli o il mango.

- **Verdura:** Sostituisci gli spinaci con altre verdure a foglia verde come il cavolo nero o la lattuga.

- **Dolcificante:** Puoi utilizzare altri dolcificanti naturali come le date o i fichi secchi.

- **Acqua di cocco:** Sostituisci il latte di mandorla con l'acqua di cocco per un tocco esotico e un'idratazione extra.

- **Ghiaccio:** Aggiungi del ghiaccio per un effetto rinfrescante.

Perché questo smoothie è un perfetto anti-rughe:

- **Ricco di antiossidanti:** Combatte i radicali liberi, rallentando l'invecchiamento cellulare.

- **Idratante:** Grazie all'avocado e alla banana, aiuta a mantenere la pelle idratata e elastica.

- **Fonte di vitamine e minerali:** Fornisce i nutrienti necessari per una pelle sana e luminosa.

- **Facilissimo da preparare:** Perfetto per una colazione veloce e nutriente.

Consigli aggiuntivi:

- **Consuma lo smoothie fresco:** Per massimizzare i benefici nutrizionali.

- **Bevine uno al giorno:** è un vero elisir di bellezza, perfetto per chi desidera una pelle sana e luminosa.

Frullati

Frullato Proteico Energizzante e Antiossidante con Latte di Mandorla

Ingredienti per 1 persona:

- 150g di yogurt greco bianco (o equivalente vegetale)

- 1 frutto di stagione a scelta (es. banana, mirtilli, fragole, mango)

- 1 manciata di spinaci freschi

- 1 cucchiaio di semi di chia o lino

- 1 cucchiaino di miele o zucchero di datteri o sciroppo d'acero (opzionale)

- Un pizzico di cannella (opzionale)

- 150ml di latte di mandorla (o altro latte vegetale a scelta)

Preparazione:

1. Lava e prepara gli ingredienti: Lava bene gli spinaci e rimuovi eventuali steli. Taglia la frutta a pezzi.

2. Frulla tutto: Metti tutti gli ingredienti nel frullatore e frulla fino ad ottenere una consistenza cremosa e omogenea.

3. Servi: Versa il tuo frullato in un bicchiere e gustalo subito.

Valori nutrizionali (approssimativi):

- 250-350 calorie: A seconda della quantità di frutta e semi utilizzati.

- 30-40g di carboidrati: Principalmente da frutta e avena.

- 15-20g di proteine: Provenienti principalmente dallo yogurt greco e dai semi.

- 10-15g di grassi: In gran parte grassi sani dai semi e dal latte di mandorla.

- 10-15g di fibre: Grazie ai semi, alla frutta e agli spinaci.

Benefici per la pelle:

- **Yogurt greco:** Ricco di proteine e probiotici, favorisce la digestione, rinforza il sistema immunitario e contribuisce a una pelle più sana.

- **Frutta (es. banana, mirtilli, fragole, mango):** Forniscono vitamine (C, A, E), antiossidanti e fibre, essenziali per l'idratazione, la protezione dai radicali liberi e l'elasticità della pelle.

- **Spinaci:** Ottima fonte di vitamina C, antiossidanti e ferro, proteggono la pelle dai danni causati dai radicali liberi e favoriscono la produzione di collagene.

- **Semi di chia e lino:** Ricchi di omega-3, aiutano a mantenere la pelle idratata, combattono l'infiammazione e migliorano l'elasticità.

- **Miele:** Ha proprietà antibatteriche e antiossidanti, può aiutare a lenire la pelle irritata.

- **Cannella:** Possiede proprietà anti-infiammatorie e può aiutare a ridurre il rossore.

- **Latte di mandorla:** Ricco di vitamina E, antiossidante che protegge le cellule dai danni e aiuta a mantenere la pelle giovane. Contiene anche magnesio, essenziale per la produzione di collagene e per la salute della pelle. Inoltre, il suo contenuto di fibre può favorire la regolarità intestinale, influenzando positivamente la salute della pelle.

Altri suggerimenti:

- **Personalizza il tuo frullato:** Sperimenta con diverse combinazioni di frutta, semi e liquidi per trovare il tuo gusto preferito.

- **Aggiungi superfood:** Incorpora altri superfood come la polvere di matcha, per un boost di nutrienti.

- Consumalo spesso: Questo frullato proteico è un vero elisir di bellezza, perfetto per chi desidera una pelle sana e luminosa.

Barrette energetiche

Barrette Energetiche Anti-Age
Ingredienti (per circa 10 barrette):

- 200g di fiocchi d'avena integrali

- 100g di datteri medjool snocciolati

- 50g di noci

- 50g di mandorle

- 2 cucchiai di semi di chia

- 2 cucchiai di burro di mandorle

- 1 cucchiaio di miele

- 1 pizzico di cannella

- Scorza grattugiata di 1/2 limone

Preparazione:

1. Frutta secca e semi: Tosta leggermente le noci e le mandorle in padella senza aggiunta di olio. Lascia raffreddare.

2. Datteri: Metti i datteri in acqua calda per 10 minuti per ammorbidirli. Scolali e rimuovi i noccioli.

3. Composto base: In un mixer o food processor, frulla i datteri fino a ottenere una pasta. Aggiungi il burro di mandorle, il miele, la cannella e la scorza di limone. Frulla nuovamente fino a ottenere un composto omogeneo.

4. Assemblaggio: In una ciotola capiente, unisci il composto di datteri, i fiocchi d'avena, la frutta secca tostata e i semi di chia. Mescola bene fino a quando tutti gli ingredienti saranno ben amalgamati.

5. Forma: Rivesti una teglia con carta forno. Versaci il composto e pressalo bene per creare uno strato uniforme.

6. Cuoci (opzionale): Per una consistenza più croccante, puoi cuocere le barrette in forno preriscaldato a 180°C per circa 15-20 minuti.

7. Taglia e conserva: Una volta raffreddate, taglia le barrette della dimensione desiderata. Conservale in frigorifero in un contenitore ermetico per 5-7 giorni.

Valori nutrizionali approssimativi per barretta:

- o **Calorie:** Tra 150 e 200 calorie

- o **Carboidrati:** Circa 20-25 grammi

  - Principalmente da fiocchi d'avena e datteri, fornendo energia a rilascio lento.

- o **Proteine:** Circa 5-7 grammi

  - Provengono principalmente da frutta secca e semi, contribuendo alla sazietà e alla riparazione muscolare.

- o **Grassi:** Circa 8-10 grammi

  - In gran parte grassi sani (monoinsaturi e polinsaturi) da noci, mandorle e semi, importanti per il cuore e il cervello.

- o **Fibre:** Circa 3-4 grammi

  - Contribuiscono alla regolarità intestinale e al senso di sazietà, provengono principalmente da fiocchi d'avena, semi e frutta secca.

Benefici per la pelle degli ingredienti principali:

- **Fiocchi d'avena:** Ricchi di fibre, aiutano a mantenere la pelle idratata e combattono l'infiammazione.

- **Datteri:** Fonte di antiossidanti, aiutano a proteggere la pelle dai danni dei radicali liberi e favoriscono la rigenerazione cellulare.

- **Noci e mandorle:** Ricche di vitamina E, acidi grassi omega-3 e antiossidanti, nutrono la pelle in profondità e la proteggono dall'invecchiamento precoce.

- **Semi di chia:** Contengono omega-3, che aiutano a mantenere la pelle elastica e idratata.

- **Burro di mandorle:** Ricco di vitamina E e acidi grassi essenziali, nutre e protegge la pelle.

- **Miele:** Ha proprietà antibatteriche e antiossidanti, può aiutare a lenire la pelle irritata.

- **Cannella:** Possiede proprietà anti-infiammatorie e può aiutare a ridurre il rossore.

- **Limone:** Ricco di vitamina C, stimola la produzione di collagene e aiuta a mantenere la pelle luminosa.

Suggerimenti e modifiche:

- **Frutta secca:** Puoi sostituire le noci e le mandorle con altri tipi di frutta secca, come anacardi o pistacchi.

- **Semi:** Aggiungi altri semi, come quelli di zucca o di girasole, per variare i sapori e i nutrienti.

- **Dolcificanti:** Se preferisci un dolcificante naturale diverso dal miele, puoi utilizzare sciroppo di datteri o d'acero.

- **Superfood:** Incorpora altri superfood, come la polvere di cacao crudo, la polvere di matcha o la spirulina, per un boost di nutrienti.

Perché queste barrette sono ideali per la pelle:

- **Ricche di antiossidanti:** Combattono i radicali liberi, rallentando l'invecchiamento cellulare.

- **Idratanti:** Grazie ai grassi sani e alle fibre, aiutano a mantenere la pelle idratata ed elastica.

- **Fonte di vitamine e minerali:** Forniscono i nutrienti necessari per una pelle sana e luminosa.

- **Snack sano e naturale:** Un'alternativa sana ai prodotti confezionati, perfetto per uno spuntino energizzante.

Dessert

Budino al cioccolato e avocado

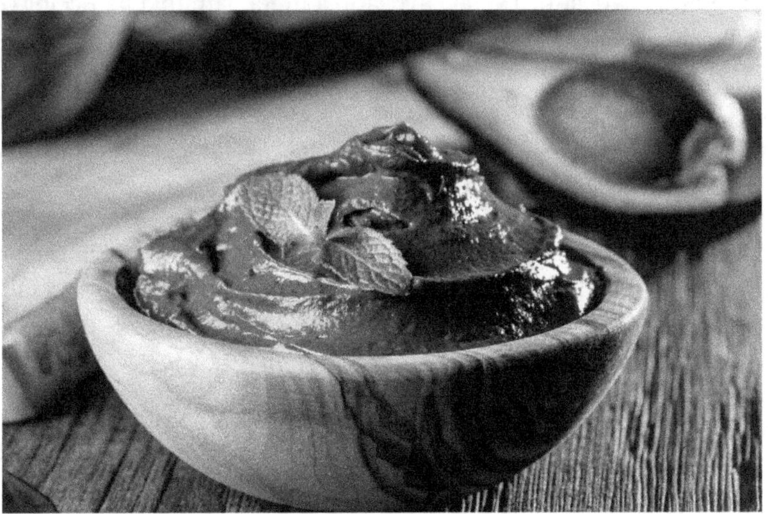

Ingredienti (per 2 persone):

- 1 avocado maturo

- 3 cucchiai di cacao amaro in polvere

- 2-3 cucchiai di zucchero di datteri

- 1/2 tazza di latte di cocco o mandorla non dolcificati

- Un pizzico di vaniglia

- Un pizzico di sale

Per le varianti:

- Cioccolato fondente 70% o più

- Burro di cacao

- Frutta fresca (mirtilli, fragole, banana)

- Superfood (semi di chia, polvere di matcha, polvere di baobab)

Preparazione:

1. Prepara l'avocado: Taglia l'avocado a metà, rimuovi il nocciolo e la buccia.

2. Frulla tutti gli ingredienti: In un frullatore, unisci l'avocado, il cacao, lo zucchero di datteri, il latte di cocco, la vaniglia e il sale. Frulla fino ad ottenere una crema liscia e vellutata.

3. Versa e decora: Versa il composto in coppette o bicchieri. Decora con frutta fresca, cacao in polvere, scaglie di cocco o mandorle a lamelle.

Valori nutrizionali (approssimativi per porzione):

- Calorie: 300-350 kcal

- Grassi: 20-25g (principalmente grassi sani)

- Carboidrati: 20-25g

- Fibre: 8-10g

- Proteine: 4-6g

Benefici per la pelle:

- **Avocado:** Ricco di vitamine (A, E, K) e acidi grassi essenziali, idrata e nutre la pelle in profondità, proteggendola dai radicali liberi.

- **Cacao:** Contiene antiossidanti che combattono i radicali liberi, migliorando l'elasticità della pelle.

- **Zucchero di datteri:** Fornisce energia e contiene minerali come potassio e magnesio, benefici per la salute generale della pelle.

- **Latte di cocco:** Ricco di acidi grassi a catena media, ha proprietà emollienti e lenitive per la pelle.

Varianti:

- **Cioccolato fondente:** Aggiungi 2-3 cucchiai di cioccolato fondente sciolto a bagnomaria per un gusto più intenso e cremoso.

- **Burro di cacao:** Per una consistenza più densa e un sapore più ricco, aggiungi 1 cucchiaio di burro di cacao sciolto.

- **Frutta fresca:** Incorpora la frutta fresca scelta direttamente nel frullatore o utilizzala come decorazione.

- **Superfood:** Aggiungi un cucchiaino di semi di chia, polvere di matcha o polvere di baobab per un boost di nutrienti.

Consigli:

- **Conservazione:** Conserva il budino in frigorifero per un massimo di 2 giorni.

- **Dolcificante:** Puoi regolare la quantità di zucchero di datteri in base ai tuoi gusti.

Halva al miele e tahina

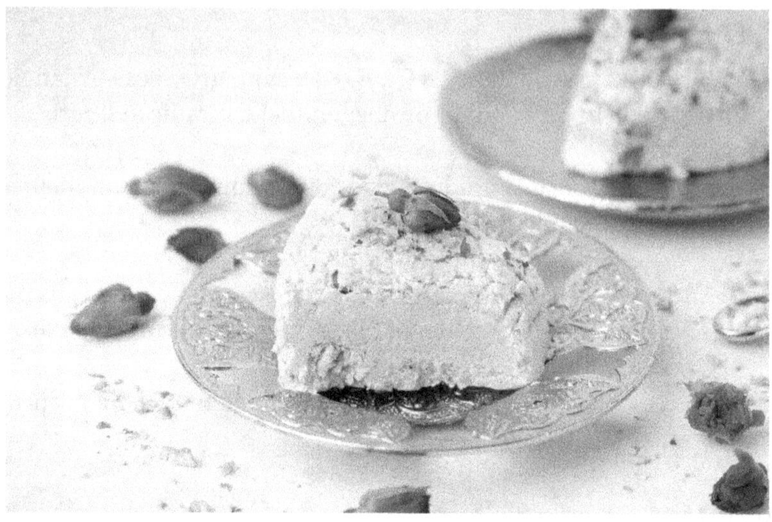

Ingredienti:

- 200g di tahina

- 150g di miele

- 50g di acqua

- Un pizzico di cardamomo in polvere (opzionale)

- Frutta secca a piacere per decorare (mandorle, pistacchi, noci)

Preparazione:

1. Sciroppo di miele: In un pentolino, scalda l'acqua e il miele fino a ottenere uno sciroppo fluido.

2. Unisci la tahina: Versa lo sciroppo caldo nella tahina e mescola energicamente con una frusta, fino a ottenere un composto omogeneo e cremoso.

3. Aggiungi le spezie: Se desideri, aggiungi un pizzico di cardamomo in polvere per aromatizzare.

4. Versa e decora: Versa il composto in una teglia o in stampi individuali e livella la superficie. Decora con frutta secca a piacere.

5. Raffredda: Lascia raffreddare completamente prima di tagliare della forma che desideri o togliere dagli stampi individuali. Appena freddo é pronto da servire e gustare.

Valori nutrizionali per porzione (circa):

- Calorie: 300-350 kcal

- Proteine: 10-15g (principalmente dalla tahina)

- Carboidrati: 40-50g (principalmente dal miele)

- Grassi: 20-25g (principalmente dalla tahina)

- Fibre: 2-3g (principalmente dalla tahina)

Consigli:

- **Miele:** Puoi utilizzare miele di acacia, millefiori o di altre varietà, a seconda del tuo gusto.

- **Frutta secca:** Oltre alle mandorle, pistacchi e noci, puoi utilizzare anche nocciole, pistacchi o uvetta.

- **Spezie:** Sperimenta con altre spezie come cannella, zenzero o vaniglia.

Benefici per la pelle:

- **Zinco:** Essenziale per la produzione di collagene, che mantiene la pelle elastica e compatta.

- **Antiossidanti:** Il miele e le spezie contengono antiossidanti che combattono i radicali liberi, rallentando l'invecchiamento cutaneo.

Torta di carote

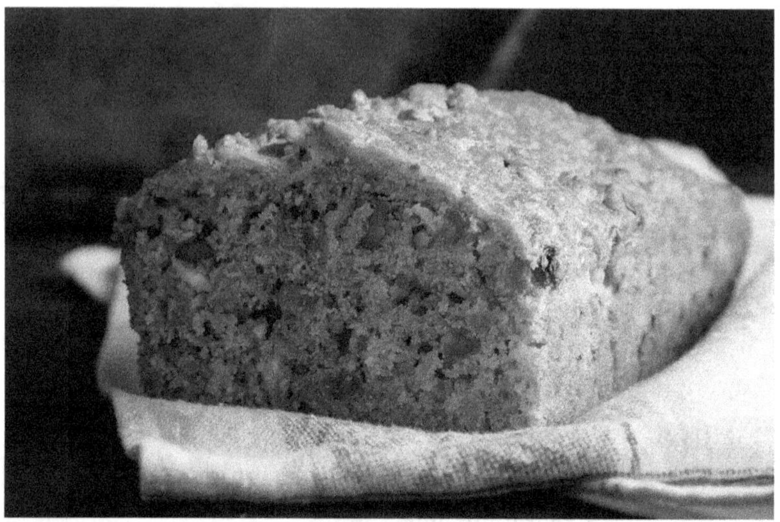

Ingredienti:

- 200g di carote grattugiate

- 2 uova

- 100ml di olio di semi

- 150g di zucchero di datteri (se usi la pasta, stessa quantità ma ammorbidisci prima con l'acqua)

- 200g di farina integrale o farina d'avena

- 1 bustina di lievito per dolci

- 1 cucchiaino di cannella in polvere

- Un pizzico di noce moscata

- Uva passa non zuccherata (facoltativa, ma consigliata perché aumenta la dolcezza in modo naturale e puoi dimezzare la quantità di zucchero di datteri)

- Noci tritate (facoltative)

Preparazione:

1. Preriscalda il forno: Accendi il forno a 180°C.

2. Prepara l'impasto: In una ciotola, sbatti le uova con lo zucchero di datteri. Aggiungi l'olio, le carote grattugiate, la farina, il lievito, la cannella e la noce moscata. Se lo desideri, aggiungi anche l'uva passa e le noci.

3. Cuoci: Versa l'impasto in una teglia rivestita con carta forno e cuoci in forno per circa 35-40 minuti, o fino a quando uno stecchino inserito al centro uscirà pulito.

Valori nutrizionali (approssimativi per porzione):

- Calorie: 300-350 kcal

- Carboidrati: 40-45g

- Fibre: 3-5g

- Proteine: 5-7g

- Grassi: 15-18g

Benefici per la pelle:

- **Beta-carotene:** Come abbiamo visto, il beta-carotene è essenziale per la salute della pelle.

- **Fibre:** Le fibre contribuiscono alla regolarità intestinale, favorendo una pelle sana e luminosa.

Suggerimenti:

- **Glassa:** Decora la torta con una glassa a base di yogurt greco e miele per un tocco più leggero.

- **Frutta secca:** Puoi aggiungere altri tipi di frutta secca come mandorle o pistacchi.

- **Spezie:** Sperimenta con altre spezie come lo zenzero o il cardamomo.

Capitolo 5: Consigli per Uno Stile di Vita Antirughe

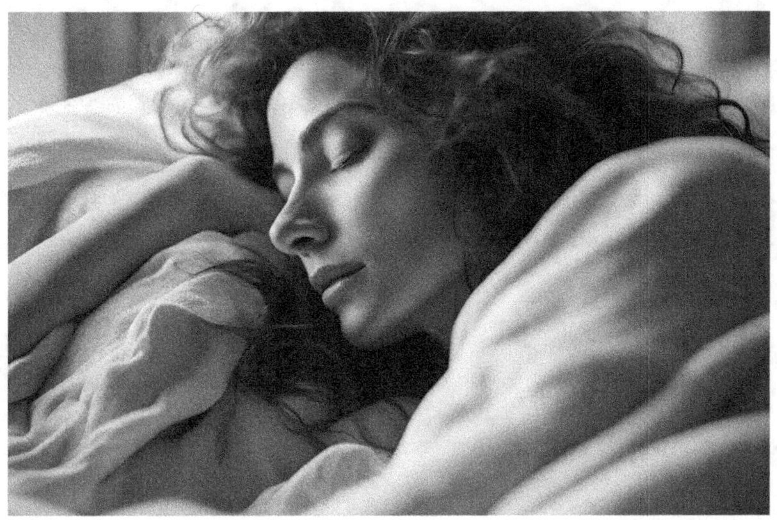

Ora che abbiamo esplorato a fondo come la giusta alimentazione può contribuire a mantenere la pelle giovane e luminosa, è importante ricordare che non è tutto. Sì, mangiare bene è fondamentale, ma ci sono altre abitudini quotidiane che possono fare la differenza tra una pelle che invecchia precocemente e una che invece affronta il tempo con grazia.

Non si tratta solo di cosa mettiamo nel piatto, ma anche di come viviamo. Il nostro corpo è un sistema complesso e ogni aspetto del nostro stile di vita si riflette sulla pelle: dormire bene, gestire lo stress, fare movimento, proteggersi dal sole, e ovviamente evitare fumo e alcol. Tutti questi elementi giocano un ruolo fondamentale nel rallentare il processo di invecchiamento. In questo capitolo vedremo insieme quali sono le piccole accortezze che possono aiutarti a dare alla tua pelle quel tocco in più di cura. Non si tratta di stravolgere la tua vita, ma di apportare piccoli cambiamenti quotidiani che possono avere un grande impatto sul lungo termine. Pronta a scoprire come vivere uno stile di vita "antirughe"? Cominciamo!

Sonno ristoratore: la chiave per una pelle sana e rigenerata

Se c'è un segreto di bellezza che è gratuito, accessibile a tutti e incredibilmente efficace, è il sonno! Il riposo notturno non è solo un momento di pausa per la mente, ma un vero e proprio trattamento rigenerante per la pelle. Vediamo insieme perché dormire bene è essenziale per una pelle giovane e luminosa e come possiamo migliorare la qualità del nostro sonno.

L'importanza di dormire a sufficienza per la salute della pelle

Dormire è il momento in cui il nostro corpo si ripara e si rigenera, e la pelle non fa eccezione. Durante le ore di sonno, la produzione di collagene aumenta, il che aiuta a mantenere la pelle elastica e compatta, prevenendo la comparsa di rughe e segni di espressione. Inoltre, il flusso sanguigno verso la pelle migliora durante la notte, permettendo una migliore ossigenazione e il trasporto dei nutrienti necessari per la rigenerazione cellulare.

Dormire troppo poco o in modo irregolare, al contrario, può accelerare il processo di invecchiamento cutaneo. Uno dei segni più evidenti della mancanza di sonno sono le occhiaie e la pelle opaca, ma gli effetti negativi vanno ben oltre: si può verificare una riduzione dell'elasticità cutanea, una maggiore secchezza e una ridotta capacità della pelle di ripararsi dai danni subiti durante il giorno, come quelli causati dai raggi UV o dall'inquinamento.

Insomma, dormire è un "trattamento" che non puoi permetterti di saltare! Ottenere le giuste ore di sonno ti permette di svegliarti non solo più riposata, ma con una pelle che appare più giovane e rigenerata.

Consigli per migliorare la qualità del sonno

Ora che sappiamo quanto è importante dormire bene per la nostra pelle, vediamo alcuni consigli pratici per migliorare la qualità del sonno:

- ***Crea una routine rilassante prima di andare a letto:*** Dedica almeno 30 minuti a calmare corpo e mente. Leggere un libro, fare un bagno caldo o praticare tecniche di respirazione ti aiuterà a prepararti per il sonno.

- ***Mantieni orari regolari:*** Andare a letto e svegliarsi alla stessa ora, anche nei fine settimana, aiuta a stabilizzare il ritmo circadiano, migliorando la qualità del sonno.

- ***Limita l'uso di dispositivi elettronici prima di dormire:*** La luce blu emessa da telefoni, tablet e computer può interferire con la produzione di melatonina, l'ormone del sonno. Cerca di evitare gli schermi almeno un'ora prima di andare a letto.

- ***Attenzione ai pasti serali:*** Evita cibi pesanti o troppo ricchi di zuccheri prima di dormire, perché possono interferire con la qualità del riposo. Scegli, invece, snack leggeri e ricchi di triptofano, come una manciata di mandorle o una banana, che possono favorire il rilassamento e il sonno.

- ***Mantieni l'ambiente fresco e buio:*** La temperatura della stanza è importante: l'ideale è tra i 18 e i 20 gradi. Inoltre, assicurati che l'ambiente sia buio e silenzioso per facilitare il rilascio naturale di melatonina.

- ***Riduci il consumo di caffeina e alcol:*** Se possibile, evita la caffeina nel pomeriggio e la sera. Anche l'alcol, pur sembrando un aiuto per rilassarsi, in realtà può disturbare il ciclo del sonno profondo, rendendo il riposo meno efficace.

Adottare anche solo alcuni di questi accorgimenti può migliorare sensibilmente la qualità del tuo riposo e, di conseguenza, la salute e l'aspetto della tua pelle. Ricorda: una buona notte di sonno è il miglior alleato per mantenere la tua pelle giovane e luminosa!

Gestione dello stress: un fattore chiave per un invecchiamento più lento

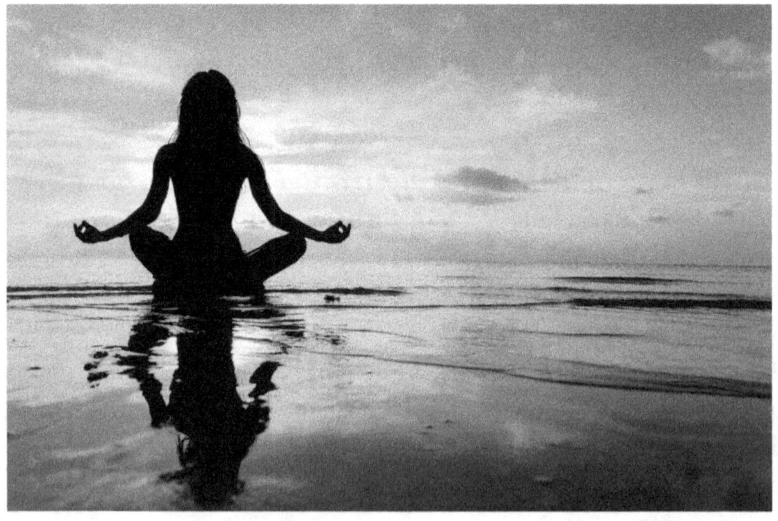

Lo stress è una parte inevitabile della vita, ma la sua gestione è ciò che fa davvero la differenza per il nostro benessere, compresa la salute della pelle.

Quando lo stress diventa cronico, può accelerare l'invecchiamento della pelle, favorire la comparsa di rughe e compromettere la nostra luminosità naturale. La buona notizia? Con le giuste tecniche e un po' di attenzione, possiamo imparare a ridurre l'impatto dello stress e rallentare i segni dell'invecchiamento.

Tecniche di rilassamento e gestione dello stress

Uno degli strumenti più potenti che abbiamo per combattere l'invecchiamento è la capacità di gestire lo stress. Quando siamo sotto pressione, il corpo rilascia cortisolo, un ormone che, a lungo andare, può danneggiare la pelle, riducendo la produzione di collagene e favorendo l'insorgere di infiammazioni. È per questo che imparare a rilassarsi non è solo una questione di sentirsi meglio, ma anche di apparire meglio.

Ecco alcune tecniche efficaci per ridurre lo stress:

- ***Meditazione e mindfulness:*** Praticare la meditazione anche solo per 10-15 minuti al giorno può fare una grande differenza. La mindfulness ti aiuta a rimanere nel momento presente, riducendo l'ansia e lo stress che spesso derivano dal preoccuparsi del futuro. Non è necessario diventare un esperto, bastano pochi minuti al giorno per cominciare a vedere benefici.

- ***Yoga e stretching:*** Lo yoga combina respirazione, movimento e meditazione, e può aiutare a rilassare sia il corpo che la mente. Anche pochi minuti di stretching o esercizi di respirazione profonda possono ridurre la tensione muscolare e abbassare i livelli di cortisolo.

- ***Esercizio fisico moderato:*** L'attività fisica è uno degli anti stress più efficaci. Non è necessario allenarsi in modo estremo: una camminata all'aria aperta, una sessione di pilates o una corsa leggera possono rilasciare endorfine, gli "ormoni della felicità", riducendo lo stress e migliorando l'umore.

- ***Respirazione profonda:*** Una tecnica semplice ma potente per ridurre lo stress è la respirazione lenta e profonda. Puoi provare la tecnica del respiro 4-7-8: inspira per 4 secondi, trattieni il respiro per 7, ed espira lentamente per 8. Questo metodo aiuta a calmare il sistema nervoso e a ridurre immediatamente la tensione.

- ***Prenditi delle pause:*** Nella vita frenetica di tutti i giorni, è facile dimenticarsi di staccare. Prendersi brevi pause durante la giornata per rilassarsi e rifocalizzarsi può ridurre l'accumulo di stress. Anche solo cinque minuti di pausa possono aiutare a "resettare" la mente.

L'importanza di prendersi cura di sé a questo livello

Prendersi cura di sé non è un lusso, è una necessità. Il concetto di "self-care" va oltre la pelle e i trattamenti estetici: è un approccio olistico che coinvolge la mente, il corpo e lo spirito. Quando ci prendiamo cura del nostro benessere interiore, il nostro aspetto esteriore ne beneficia direttamente. Uno stile di vita equilibrato, che includa momenti dedicati alla gestione dello stress, aiuta a prevenire l'invecchiamento precoce e a promuovere un aspetto più luminoso e giovane.

Coccolarsi a livello emotivo e mentale non è una debolezza, ma una forza. Non si tratta solo di farsi un bagno caldo o leggere un buon libro (anche se queste cose aiutano!), ma di instaurare un vero e proprio dialogo con se stessi, ascoltando i bisogni del proprio corpo e della propria mente.

Infatti, stress e invecchiamento vanno di pari passo. La scienza ha dimostrato che lo stress accelera il processo di invecchiamento, sia a livello cellulare che sulla pelle. Le linee sottili, le rughe e la perdita di elasticità sono tutte esacerbate dallo stress cronico.

Prendersi del tempo per sé rafforza il sistema immunitario. Ridurre lo stress non solo ti fa apparire meglio, ma ti fa sentire meglio. Migliora il sistema immunitario, riduce l'infiammazione, favorisce la rigenerazione cellulare e tutto questo contribuisce a una pelle più sana e radiosa.

Rallentare ti permette di ricaricarti. Vivere in modo frenetico e stressato non ti permetterà mai di brillare al massimo. Dedicare del tempo alla gestione dello stress significa ricaricare le energie, e quando sei carica e serena, questo si riflette inevitabilmente anche sul tuo aspetto e sulla tua pelle.

Perciò, fare della gestione dello stress una priorità nella tua vita quotidiana è uno degli investimenti migliori che puoi fare non solo per il tuo benessere generale, ma anche per la tua pelle. Ridurre lo stress, prenderti cura di te stessa a livello mentale ed emotivo, ti aiuterà a rallentare il processo di invecchiamento, permettendoti di mantenere te stessa e la tua pelle giovane, bella e luminosa più a lungo.

Attività fisica regolare: per una pelle tonica e vitale

Quando pensiamo ai benefici dell'esercizio fisico, spesso ci concentriamo sulla forma fisica e la salute generale. Ma sapevi che l'attività fisica ha un impatto diretto anche sulla salute e l'aspetto della pelle? Il movimento non solo tonifica il corpo, ma migliora l'elasticità, il colorito e la luminosità del viso, donando alla pelle un aspetto più vitale e giovanile.

I benefici dell'esercizio fisico per la salute della pelle

L'esercizio fisico regolare è una vera manna per la pelle. Ogni volta che ti muovi, il corpo risponde con una serie di processi che contribuiscono a mantenerla sana e giovane.

Innanzitutto, l'attività fisica aumenta la circolazione sanguigna, portando più ossigeno e nutrienti alla pelle. Questo processo favorisce la rigenerazione cellulare e aiuta a rimuovere le tossine che possono accumularsi e rendere il colorito spento. Il risultato? Una pelle dall'aspetto più fresco e radioso.

Come abbiamo visto nel paragrafo precedente, lo stress cronico può accelerare l'invecchiamento della pelle. L'esercizio fisico aiuta a ridurre i livelli di cortisolo (detto anche l'ormone dello stress) e promuove il rilascio di endorfine, i cosiddetti "ormoni della felicità". Questo equilibrio ormonale contribuisce a ridurre infiammazioni e problemi cutanei legati allo stress, come acne o rossori.

L'attività fisica, soprattutto quella che coinvolge i muscoli del viso e del corpo, aiuta a mantenere la pelle tonica e più elastica. Un corpo allenato tende a mostrare segni di cedimento più lentamente, il che si riflette anche sulla compattezza della pelle.

Infine, quando sudi, il tuo corpo elimina tossine e impurità attraverso i pori. Questo aiuta a mantenere la pelle pulita, migliorando la texture e prevenendo l'accumulo di cellule morte che possono causare imperfezioni e opacità.

In sostanza, un'attività fisica regolare è come un "trattamento di bellezza" che lavora dall'interno per far risplendere la pelle all'esterno!

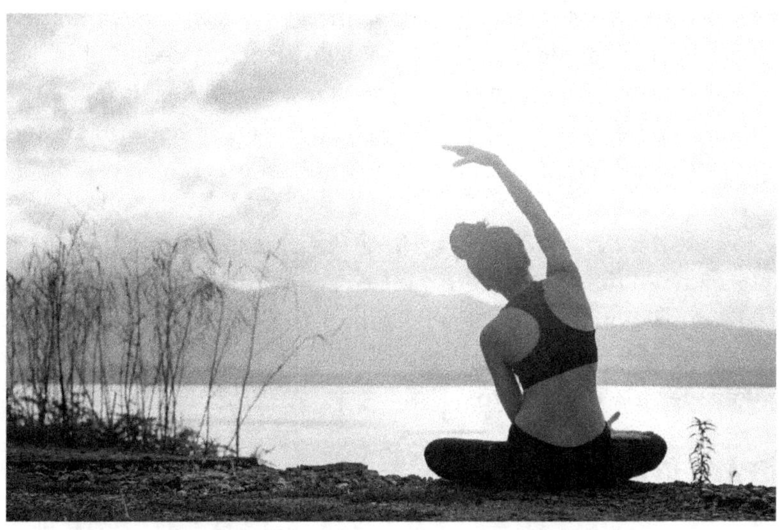

La buona notizia è che non devi diventare un'atleta per ottenere questi benefici per la pelle! Bastano piccoli cambiamenti quotidiani per incorporare più movimento nella tua vita e vedere risultati concreti.

Ecco alcuni suggerimenti per integrare l'attività fisica nella tua routine quotidiana senza sforzo:

- *Inizia con piccoli passi:* Se non hai una routine di allenamento regolare, comincia con obiettivi semplici e realistici. Una camminata di 20-30 minuti al giorno può fare miracoli, sia per la tua salute generale che per la pelle. La costanza è più importante dell'intensità.

- *Fai stretching al mattino e alla sera:* Anche pochi minuti di stretching possono aiutare a rilassare i muscoli, migliorare la circolazione e donare un aspetto più tonico. Prova ad aggiungere

qualche esercizio di allungamento durante la tua giornata, magari
mentre guardi la TV o prima di andare a letto.

- ***Sfrutta ogni occasione per muoverti:*** Non serve andare in
  palestra per mantenersi in forma. Usa le scale invece dell'ascensore,
  fai una passeggiata durante la pausa pranzo, o magari fai delle brevi
  sessioni di esercizi a corpo libero (squat, piegamenti, plank) mentre
  aspetti che l'acqua per il tè si scaldi abbastanza!

- ***Trova un'attività che ti piace:*** La chiave per mantenere l'attività
  fisica nel tempo è scegliere qualcosa che ti diverta. Può essere una
  lezione di danza, una corsa nel parco, nuoto, pilates, per me per
  esempio é lo yoga. L'importante è muoversi e divertirsi, senza
  considerarlo un obbligo.

- ***Fai dell'attività fisica un momento di relax:*** Se ti alleni
  pensando solo al risultato fisico, potresti perderti i benefici mentali.
  Sfrutta quei momenti di movimento per rilassarti, ascoltare musica o
  un podcast che ti piace, e goditi il tempo dedicato a te stessa.

- ***Sii costante ma flessibile:*** Non importa quanto ti alleni
  intensamente ogni giorno, ma quanto lo fai con regolarità. Se in un
  giorno sei stanca o hai meno tempo, va bene ridurre l'intensità o la
  durata dell'attività, l'importante è mantenere una routine generale
  attiva.

Incorporare l'attività fisica nella tua vita quotidiana non solo ti aiuterà a
mantenere un corpo sano, ma anche una pelle tonica, luminosa e vitale. Non
sottovalutare il potere del movimento: ogni passo, ogni respiro profondo e
ogni piccola pausa attiva contribuisce a far brillare la tua pelle dall'interno.

Protezione solare: un must per prevenire i danni da fotoinvecchiamento

Se c'è un'arma davvero efficace contro l'invecchiamento della pelle, è la protezione solare. I raggi UV sono uno dei principali fattori di fotoinvecchiamento, responsabili di rughe, macchie solari e perdita di elasticità. Proteggere la pelle dai danni del sole non solo rallenta l'invecchiamento, ma previene anche condizioni più gravi, come il cancro alla pelle. La protezione solare non dovrebbe essere solo un'opzione estiva, ma una parte essenziale della tua routine quotidiana tutto l'anno.

Come scegliere la protezione solare giusta per il tuo tipo di pelle

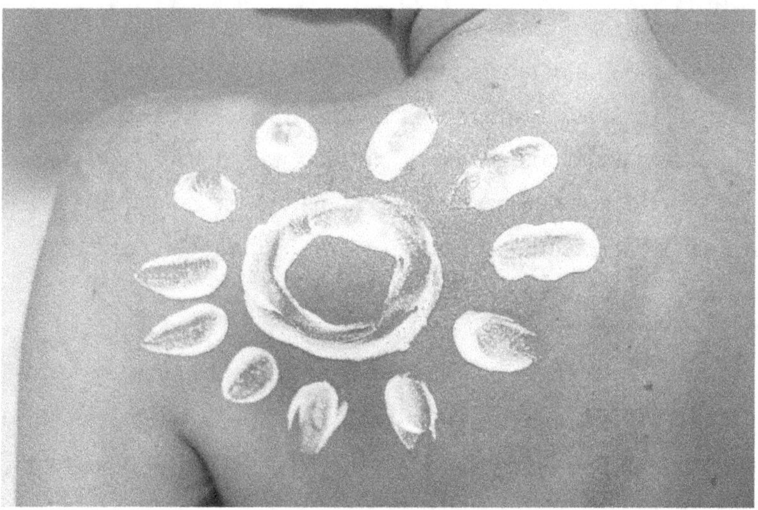

Scegliere la protezione solare perfetta può sembrare complicato, ma con qualche indicazione chiara, è possibile trovare il prodotto giusto per le tue esigenze. Ecco alcuni fattori da considerare quando selezioni la protezione solare ideale per il tuo tipo di pelle.

Innanzitutto, devi scegliere bene il fattore di protezione solare, detto SPF. L'SPF misura la capacità del prodotto di bloccare i raggi UVB, che sono quelli che causano scottature e contribuiscono all'invecchiamento della pelle. Per un'adeguata protezione quotidiana, è solitamente consigliato un SPF di almeno 30. Se sei esposta al sole per periodi più lunghi o in ambienti molto soleggiati, opta per SPF 50 o superiore. Personalmente, per la maggior parte dell'anno io uso un SPF15, uso 30, 50 e superiori quando sono in viaggio in località piuttosto calde. É l'unica crema che uso, tutto il resto della cura della mia pelle lo lascio al cibo che mangio (e mi lavo con saponi e saponette naturali e vegani... il mio preferito é il sapone del dr. Bronner).

Cerca sempre una protezione solare etichettata come "ampio spettro", che protegge sia dai raggi UVB che dagli UVA. Questi ultimi penetrano più in profondità nella pelle e sono i principali responsabili del fotoinvecchiamento e dei danni a lungo termine.

All'inizio del tuo percorso alimentare per migliorare la tua pelle potresti essere in una condizione in cui ancora tua pelle ha bisogni specifici, e potresti dover adattare la protezione solare a essi. Per esempio, potresti avere la pelle grassa o a tendenza acneica, e dovresti quindi optare per formule leggere, non comedogeniche (che non ostruiscono i pori) e a base d'acqua o gel. Le protezioni solari opacizzanti o a effetto "oil-free" sono ideali per evitare un eccesso di sebo.

Se invece hai la pelle secca o sensibile, cerca prodotti idratanti, arricchiti con ingredienti nutrienti. Se hai pelle sensibile o soggetta a reazioni, scegli solari minerali con ingredienti come ossido di zinco o biossido di titanio, che tendono a essere più delicati.

Anche il tipo di formulazione é importante da considerare per garantire l'efficacia. Le protezioni solari possono essere in crema, gel, spray o stick. Le creme sono ottime per pelli secche o mature, mentre i gel e gli spray sono più indicati per pelli grasse o per aree con molti peli (come braccia e gambe).

Invece, gli stick sono comodi per applicazioni mirate, come sul viso o sulle cicatrici.

La cosa più importante che devi ricordare, però é che la miglior protezione solare è quella che utilizzerai ogni giorno, quindi trova una formula che sia comoda e piacevole per te!

Consigli per applicare correttamente la crema solare

Anche la migliore protezione solare non sarà efficace se non viene applicata correttamente. Seguire alcune semplici regole ti aiuterà a massimizzare la protezione e prevenire i danni solari.

Per prima cosa, devi applicare una quantità sufficiente. Molte persone applicano troppa poca crema solare. La quantità ideale per il corpo è circa 30 ml (l'equivalente di un bicchierino da shot), e per il viso ne basta circa un cucchiaino. Assicurati di coprire tutte le zone esposte, compreso il collo, le orecchie, le mani e i piedi.

Perché la protezione solare funzioni al meglio, applicala almeno 15-30 minuti prima di uscire, così avrà il tempo di essere assorbita dalla pelle. Questo vale soprattutto per le protezioni chimiche, che richiedono tempo per attivarsi. Le protezioni fisiche, invece, agiscono immediatamente, ma è comunque consigliabile applicarle prima dell'esposizione.

Le creme solari si dividono in due categorie principali: chimiche e fisiche. Quelle chimiche assorbono i raggi UV, trasformandoli in calore. Le fisiche, invece, creano una barriera sulla pelle, riflettendo i raggi solari. Entrambe proteggono dai danni del sole, ma le fisiche sono generalmente considerate più delicate per la pelle, soprattutto per quelle sensibili o per quelle dei bambini. Non penetrano nella pelle e sono meno aggressive sull'ambiente. Se cerchi una protezione solare più naturale e delicata, quella fisica potrebbe essere la scelta migliore per te. Ovviamente, è sempre consigliabile leggere attentamente le etichette in caso di ingredienti che non vanno bene per te e, se hai dubbi, consulta un dermatologo. Comunque, io personalmente uso queste perché voglio sulla mia pelle meno sostanze dannose possibile e visto che della protezione solare non posso fare a meno, preferisco la scelta meno aggressiva possibile.

Tieni conto che anche la protezione solare più potente ha bisogno di essere riapplicata ogni due ore, soprattutto se sudi o fai il bagno. Assicurati di portarla con te quando esci e di riapplicarla ogni paio d'ore circa, anche se ti sembra che il sole non sia troppo forte, soprattutto in estate. Oppure, in presenza di superfici riflettenti come sabbia, neve e acqua che riflettono i raggi UV, amplificando l'esposizione. Se sei in spiaggia, in montagna o vicino all'acqua, presta particolare attenzione e aumenta le applicazioni secondo le esigenze.

Non dimenticare che i raggi UV sono presenti anche nei giorni nuvolosi e durante l'inverno. Anche se non ti stai abbronzando, i raggi UV possono comunque penetrare la pelle e causare danni. Abituati a usare la protezione solare ogni giorno, soprattutto sul viso, collo e mani, che sono le aree più esposte.

La protezione solare tramite creme è fondamentale, ma non dimenticare che ci sono altri modi per prenderti ulteriore cura della tua pelle. Puoi indossare cappelli a tesa larga, occhiali da sole con filtri UV e abbigliamento protettivo per proteggerti ulteriormente, per esempio se svolgi un lavoro che ti espone al sole per lunghi spazi di tempo. Stare all'ombra durante le ore più calde della giornata, se possibile, è un ulteriore modo per ridurre al minimo l'esposizione e prenderti cura della tua pelle. Certo, non va dimenticato che l'esposizione al sole é importante per la produzione di vitamina D. Sono necessari almeno 15 minuti di sole intenso senza filtri su viso, gambe e braccia. Detto questo, é facile trovare un buon equilibrio per prendersi cura della propria pelle senza dover rinunciare alla produzione naturale di vitamina D.

Quindi, proteggere la tua pelle dai raggi UV è il miglior investimento che puoi fare, insieme ad una alimentazione adeguata, per mantenerla giovane, tonica e sana nel lungo termine.

Fumo e alcol: nemici giurati di una pelle sana

Se c'è qualcosa che può sabotare rapidamente la bellezza e la salute della pelle, sono il fumo e l'alcol. Queste due abitudini non solo compromettono il benessere generale, ma hanno effetti devastanti sull'aspetto della pelle, accelerando il processo di invecchiamento e riducendo la sua capacità di rigenerarsi. Capire come fumo e alcol agiscono sulla pelle ti darà un'ulteriore spinta per ridurre o eliminare questi fattori dalla tua vita.

Come fumo e alcol accelerano l'invecchiamento della pelle

Il fumo e l'alcol influiscono negativamente sulla pelle in diversi modi, danneggiando profondamente il suo aspetto e la sua struttura.

Fumo

Il fumo è uno dei principali responsabili dell'invecchiamento precoce della pelle. Le sostanze chimiche contenute nelle sigarette, come la nicotina, riducono l'afflusso di sangue e ossigeno alla pelle, privandola dei nutrienti essenziali. Questo provoca una pelle opaca, spenta e soggetta a rughe profonde, soprattutto intorno alla bocca e agli occhi. Inoltre, il fumo distrugge il collagene e l'elastina, le due proteine responsabili dell'elasticità e della compattezza della pelle. Chi fuma ha una pelle più sottile e soggetta a cedimenti, con un aspetto invecchiato molto prima del normale.

Alcol

L'alcol, invece, agisce disidratando la pelle. Il consumo regolare di alcol priva la pelle di umidità e nutrienti essenziali, facendola apparire secca, disidratata e meno elastica. Gli eccessi di alcol possono anche provocare infiammazioni croniche, che si manifestano con arrossamenti e rottura di capillari, dando alla pelle un aspetto irregolare e danneggiato. Inoltre, l'alcol esaurisce le riserve di vitamine e minerali antiossidanti, come la vitamina A, fondamentali per la rigenerazione cutanea. Questo può portare a un invecchiamento accelerato, con la comparsa di rughe e segni di espressione più marcati.

Quindi, sia il fumo che l'alcol accelerano il processo di invecchiamento cutaneo, compromettono la capacità della pelle di rigenerarsi e lasciano segni visibili che difficilmente possono essere mascherati.

Consigli per ridurre o eliminare queste cattive abitudini e migliorare la salute della pelle

La buona notizia è che riducendo o eliminando il fumo e l'alcol dalla tua vita, puoi invertire alcuni dei danni già subiti dalla pelle e prevenire ulteriori segni di invecchiamento.

Smettere di fumare è uno dei regali più grandi che puoi fare alla tua pelle (oltre che alla tua salute in generale). Anche dopo solo poche settimane di astinenza dal fumo, noterai miglioramenti visibili. Il colorito tornerà più luminoso e la pelle riacquisterà un aspetto più sano. Se smettere di fumare ti sembra difficile, considera di consultare un medico o un professionista per ottenere supporto tramite terapie sostitutive della nicotina, programmi di gruppo o app dedicate. Può sembrare difficile, ma il risultato vale lo sforzo in termini di benessere e bellezza.

Se l'alcol fa parte della tua routine sociale, non è necessario eliminarlo del tutto, ma ridurre il consumo farà una grande differenza per la tua pelle. Opta per il consumo moderato e prediligi bevande meno aggressive, come vino rosso (che contiene antiossidanti), ma sempre con moderazione. Inoltre, cerca di bere un bicchiere d'acqua tra una bevanda alcolica e l'altra per mantenere il corpo e la pelle idratati. Se, invece, l'alcol é più di un'abitudine sociale o uno sporadico piacere, anche in questo caso, valuta un supporto professionale.

Mentre stai cercando di ridurre il fumo e l'alcol, è importante supportare la pelle con una corretta idratazione e un'alimentazione ricca di nutrienti, come quella discussa in tutti i capitoli precedenti. Bevi molta acqua per favorire la disintossicazione del corpo e ripristinare i livelli di umidità della pelle. Abbonda più che puoi con gli alimenti ricchi di vitamine, cioè la frutta e la verdura perché sono i tuoi migliori alleati per combattere i danni ossidativi causati da anni di fumo o consumo di alcol.

Ridurre o eliminare fumo e alcol può sembrare un'impresa ardua, ma ogni piccolo passo verso il miglioramento conta. Puoi iniziare riducendo progressivamente il numero di sigarette o le occasioni in cui consumi alcolici, e premiarti per i progressi che fai lungo il cammino. La tua pelle e il tuo corpo ti ringrazieranno!

Conclusione

Il potere del cibo per una pelle giovane e sana - La scelta migliore che puoi fare

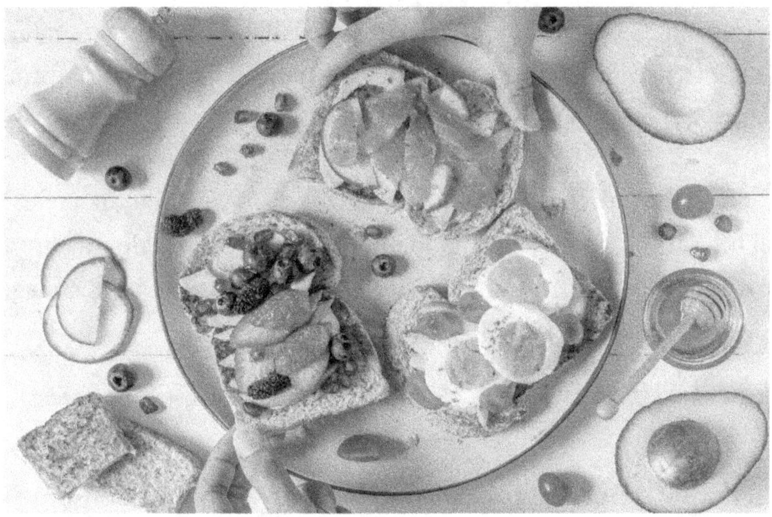

Se c'è un messaggio centrale che vorrei lasciarti, è questo: il cibo che scegli di mettere nel piatto ogni giorno ha un impatto diretto e potente sulla tua pelle, e sul tuo benessere generale, che si riflette sulla tua pelle. Ogni pasto è un'opportunità per nutrire non solo il corpo, ma anche la pelle, garantendole i nutrienti di cui ha bisogno per rimanere giovane, sana e luminosa. Le vitamine, i minerali e gli antiossidanti che trovi negli alimenti freschi e naturali non solo rallentano i segni del tempo, ma possono davvero migliorare la qualità e l'aspetto della pelle stessa.

Il segreto non sta nelle soluzioni miracolose o nei trattamenti estetici istantanei, ma nelle scelte che fai costantemente, ogni singolo giorno, un pasto dopo l'altro. Una dieta bilanciata, ricca di nutrienti fondamentali, come abbiamo visto nei capitoli precedenti, è una delle azioni più potenti che puoi intraprendere per proteggere la tua pelle e migliorare il suo aspetto.

Immagina la tua pelle come un riflesso esterno della cura che dedichi a te stesso: ogni frutto, ogni verdura, ogni fonte di grassi buoni che consumi è un "investimento" nel tuo benessere a lungo termine. Non è solo una questione di prevenire le rughe, ma di costruire una pelle che risplende di salute, giorno dopo giorno. Questi risultati non si vedranno dall'oggi al domani, ma il bello è che gli effetti saranno duraturi, perché stai lavorando sulla causa principale della bellezza: il benessere interno.

Scegliendo il cibo giusto, stai facendo un regalo non solo alla tua pelle, ma anche al tuo futuro. Questo è il modo più sostenibile, naturale e sicuro per prenderti cura di te. La scelta è tua, e il potere è nelle tue mani... o meglio, nella tua cucina!

Suggerimenti per iniziare il tuo viaggio verso una pelle radiosa

Ora che conosci l'importanza dell'alimentazione per la salute della pelle, è tempo di passare all'azione! Non devi stravolgere la tua cucina dall'oggi al domani; piccoli passi possono fare una grande differenza nel lungo termine. Ecco alcuni suggerimenti pratici per iniziare subito a fare cambiamenti positivi e mettere in moto il tuo percorso verso una pelle più sana e radiosa.

Inizia aggiungendo uno o due alimenti ricchi di antiossidanti ai tuoi pasti giornalieri. Frutti di bosco, spinaci, noci e tè verde sono ottime fonti che aiutano a combattere i radicali liberi e proteggere la tua pelle dall'invecchiamento. Non devi fare grandi cambiamenti, basta aggiungere una manciata di mirtilli alla tua colazione o una porzione di verdure a foglia verde a pranzo.

Scegli una delle ricette che trovi nel capitolo precedente e preparala oggi stesso. È un modo semplice e delizioso per iniziare a nutrire la tua pelle dall'interno. Non solo avrai un pasto sano, ma vedrai che cucinare piatti ricchi di nutrienti è più facile e gustoso di quanto pensi.

Un'azione che per é fondamentale é dedicare qualche minuto a controllare ciò che hai in cucina. Ci sono cibi che potrebbero danneggiare la tua pelle? Può sembrare un spreco, ma buttali, ne va del tuo benessere. Prendi tutti gli alimenti altamente trasformati e ricchi di zuccheri, buttali via e sostituiscili con alternative più sane. Tieni a portata di mano snack nutrienti, come frutta secca, semi e frutta fresca, per non cadere nella tentazione di scegliere snack poco salutari.

Evita le soluzioni drastiche, non servono a nulla perché non possono essere mantenute nel tempo e per funzionare hai bisogno di poter mantenere le tue scelte alimentari nel tempo. É il requisito fondamentale. Quindi, attraverso prove e tentativi, usa le ricette e le nozioni che hai appreso nei capitoli precedenti per costruire una routine alimentare che puoi mantenere nel tempo. Inizia pianificando i tuoi pasti con ingredienti freschi e vari. La chiave per una pelle radiosa è la costanza: non si tratta di diete drastiche temporanee, ma di uno stile di vita duraturo.

Non potrò mai sottolineare abbastanza l'importanza di bere acqua per il benessere della pelle di tutto lituo corpo. La tua pelle ha bisogno di acqua tanto quanto ha bisogno di nutrienti. Assicurati di bere almeno 1,5-2 litri d'acqua al giorno per mantenere la pelle ben idratata e favorire il processo di disintossicazione del corpo.

Inizia con questi piccoli passi e vedrai come, nel tempo, le tue scelte consapevoli si rifletteranno positivamente sulla tua pelle. Ogni cambiamento, per quanto piccolo, è un passo in avanti verso una pelle più giovane, sana e luminosa!

Perché alimenti e non integratori?

In un mondo dove sembra che esista un integratore per tutto, è facile cadere nella tentazione di sostituire il cibo vero con pillole e capsule. Ma c'è una differenza fondamentale tra nutrirsi con alimenti naturali e assumere nutrienti isolati tramite integratori.

Il corpo umano è progettato per ottenere vitamine, minerali e antiossidanti attraverso il cibo reale, non da una compressa. Quando consumiamo alimenti integrali, otteniamo un complesso di nutrienti che lavorano in sinergia tra loro, aumentando l'efficacia complessiva. Ad esempio, una carota non ti fornisce solo la vitamina A, ma anche fibre, acqua, antiossidanti e altri composti fitochimici che lavorano insieme per migliorare la salute della pelle e del corpo. Questi benefici combinati non possono essere replicati da un integratore che isola solo un singolo componente.

Prendiamo il caso della curcuma: spesso sentiamo parlare di integratori di curcumina, il principio attivo della spezia noto per le sue proprietà antinfiammatorie. Tuttavia, la curcuma nella sua forma intera offre molto di più della sola curcumina. Contiene una varietà di altri composti che potenziano il suo effetto, insieme a fibre, vitamine e minerali che sono persi quando viene trasformata in un integratore. Mangiare un cucchiaino di curcuma in una ricetta ti fornisce questi benefici naturali in modo equilibrato, sicuro e più efficace, più di quanto potrebbe fare anche il migliore integratore. Insomma, la natura con i suoi frutti ci ha fornito una meravigliosa farmacia naturale e se iniziamo a sfruttarla non ci servirà nessun integratore.

Un altro aspetto importante è che gli alimenti freschi non solo forniscono nutrienti, ma offrono anche un'esperienza più appagante. Mangiare una manciata di mirtilli o una fetta di avocado non solo nutre la pelle, ma soddisfa i sensi, regala piacere e rende l'alimentazione un atto di cura personale. Gli integratori non possono competere con il piacere di gustare cibo vero.

Certo, gli integratori possono avere un ruolo in situazioni specifiche, come carenze nutrizionali diagnosticate da un medico, ma per la maggior parte di noi, una dieta ricca di cibi integrali è il modo migliore per assicurarsi tutti i nutrienti di cui la pelle e il corpo hanno bisogno. È una scelta più sicura, più efficace e – non dimentichiamolo – molto più gustosa!

Creme sì o no?

Quando si parla di cura della pelle, è facile pensare subito a creme e lozioni miracolose che promettono risultati immediati. Ma come hai imparato leggendo questo libro, la base per una pelle bella e sana parte dall'interno, con ciò che mangi ogni giorno. Nessuna crema, per quanto costosa o avanzata, può sostituire una buona alimentazione.

Le creme e i prodotti cosmetici possono essere un utile supporto, ma non dovrebbero mai essere la soluzione principale. Investire nel cibo giusto darà alla tua pelle i nutrienti fondamentali di cui ha bisogno per rigenerarsi e mantenersi elastica, cosa che una crema può fare solo in superficie. Detto ciò, se desideri aggiungere dei prodotti alla tua routine di bellezza, ci sono alcune scelte intelligenti da fare.

La protezione solare (lo abbiamo detto e ripetuto abbondantemente nel precedente capitolo) è, senza dubbio, uno dei pochi prodotti che dovrebbe essere una costante nella tua routine, tutto l'anno, indipendentemente da dove vivi. Una buona crema solare con protezione SPF 15 o superiore è il miglior alleato contro i danni causati dal sole, una delle principali cause di invecchiamento precoce. Applicarla ogni giorno può davvero fare la differenza, prevenendo la comparsa di macchie scure, rughe e perdita di elasticità.

Un altro prodotto che può essere utile è una semplice crema idratante di base. La pelle ha bisogno di idratazione per mantenersi morbida e luminosa, e una crema idratante può aiutare a trattenere l'umidità e proteggere la barriera cutanea. Non c'è bisogno di prodotti lussuosi o formulazioni complesse; una crema idratante semplice, ma efficace, è più che sufficiente.

Il mio consiglio è di non cadere nella trappola dei trattamenti anti-rughe dai risultati incerti e dai prezzi esorbitanti. Molte di queste creme promettono molto ma offrono poco. Come ho cercato di rendere evidente con questo libro (e con molti dei miei video sul canale Youtube), una pelle sana e giovane si costruisce principalmente dall'interno, grazie ai cibi nutrienti che scegli di mangiare ogni giorno.

Quindi, per quanto mi riguarda, sì alla protezione solare e a una buona idratazione se ti sembra di non poterne fare a meno, ma concentrati principalmente sulla tua alimentazione, perché è lì che troverai i risultati più duraturi e naturali per una pelle bella e radiosa. Dopo qualche settimana di questa routine alimentare vedrai che non ti servirà più neppure l'idratante.

Risorse utili per approfondire l'argomento

Se hai trovato utile questo libro e desideri continuare il tuo percorso verso una pelle sana e radiosa, ti invito a seguirmi sul mio canale YouTube, [Nutritional Cooking Consultant](https://www.youtube.com/@mangiasanoconmarghe), che puoi trovare anche cercando su YouTube l'handle @mangiasanoconmarghe. Su questo canale pubblico regolarmente video dedicati alla cucina salutare e nutriente, con ricette facili da seguire che ti aiuteranno a integrare nella tua dieta quotidiana gli alimenti che abbiamo esplorato in questo libro.

Ogni settimana propongo nuovi contenuti che ti guideranno passo dopo passo a creare piatti deliziosi e ricchi di quei nutrienti essenziali per il tuo benessere generale e quello della tua pelle. Dai primi piatti ai dessert, ogni ricetta è pensata per essere un alleato nella tua routine di bellezza, perché credo fermamente che il benessere e la bellezza partano da ciò che mettiamo nel piatto e sotto i denti ogni giorno.

Un ringraziamento speciale

274

Grazie di cuore per essere stata con me in questo viaggio attraverso l'alimentazione per il benessere della pelle. Spero che tu abbia trovato ispirazione e suggerimenti pratici per prenderti cura di te stessa in modo naturale e consapevole. Mi auguro di rivederti presto, sia nel mio prossimo libro, sia nei video sul mio canale YouTube, dove continueremo a esplorare insieme il potere del cibo per il benessere del corpo e della mente.

Alla prossima, e ricorda: ogni pasto è un'opportunità per nutrire non solo il corpo, ma anche la tua bellezza naturale!

NAMASTÈ

Margherita